Kohlhammer

Sucht: Risiken – Formen – Interventionen
Interdisziplinäre Ansätze von der Prävention zur Therapie

Herausgegeben von Oliver Bilke-Hentsch,
Euphrosyne Gouzoulis-Mayfrank und Michael Klein

Eine Übersicht aller lieferbaren und im Buchhandel angekündigten Bände der Reihe finden Sie unter:

 https://shop.kohlhammer.de/sucht-reihe

Der Autor

Prof. Dr. rer. nat. Dr. rer. medic. **Thomas Schnell** ist Psychologischer Psychotherapeut und Professor für Klinische Psychologie und Verhaltenstherapie an der Medical School Hamburg. Nach dem Studium der Psychologie und der Weiterbildung zum Verhaltenstherapeuten folgte eine mehrjährige Tätigkeit an der psychiatrischen Universitätsklinik in Köln und der LVR-Klinik Köln. Inhaltlich lag der Fokus seines Wirkens auf der Komorbidität von Psychose und Sucht sowie dem Aufbau einer Traumaambulanz. Anschließend erfolgte die Berufung an die Medical School Hamburg.

Thomas Schnell

Verhaltenstherapie der Sucht

2., aktualisierte Auflage

Verlag W. Kohlhammer

Dieses Werk einschließlich aller seiner Teile ist urheberrechtlich geschützt. Jede Verwendung außerhalb der engen Grenzen des Urheberrechts ist ohne Zustimmung des Verlags unzulässig und strafbar. Das gilt insbesondere für Vervielfältigungen, Übersetzungen, Mikroverfilmungen und für die Einspeicherung und Verarbeitung in elektronischen Systemen.

Pharmakologische Daten, d.h. u.a. Angaben von Medikamenten, ihren Dosierungen und Applikationen, verändern sich fortlaufend durch klinische Erfahrung, pharmakologische Forschung und Änderung von Produktionsverfahren. Verlag und Autoren haben große Sorgfalt darauf gelegt, dass alle in diesem Buch gemachten Angaben dem derzeitigen Wissensstand entsprechen. Da jedoch die Medizin als Wissenschaft ständig im Fluss ist, da menschliche Irrtümer und Druckfehler nie völlig auszuschließen sind, können Verlag und Autoren hierfür jedoch keine Gewähr und Haftung übernehmen. Jeder Benutzer ist daher dringend angehalten, die gemachten Angaben, insbesondere in Hinsicht auf Arzneimittelnamen, enthaltene Wirkstoffe, spezifische Anwendungsbereiche und Dosierungen anhand des Medikamentenbeipackzettels und der entsprechenden Fachinformationen zu überprüfen und in eigener Verantwortung im Bereich der Patientenversorgung zu handeln. Aufgrund der Auswahl häufig angewendeter Arzneimittel besteht kein Anspruch auf Vollständigkeit.

Die Wiedergabe von Warenbezeichnungen, Handelsnamen und sonstigen Kennzeichen in diesem Buch berechtigt nicht zu der Annahme, dass diese von jedermann frei benutzt werden dürfen. Vielmehr kann es sich auch dann um eingetragene Warenzeichen oder sonstige geschützte Kennzeichen handeln, wenn sie nicht eigens als solche gekennzeichnet sind.

Es konnten nicht alle Rechtsinhaber von Abbildungen ermittelt werden. Sollte dem Verlag gegenüber der Nachweis der Rechtsinhaberschaft geführt werden, wird das branchenübliche Honorar nachträglich gezahlt.

Dieses Werk enthält Hinweise/Links zu externen Websites Dritter, auf deren Inhalt der Verlag keinen Einfluss hat und die der Haftung der jeweiligen Seitenanbieter oder -betreiber unterliegen. Zum Zeitpunkt der Verlinkung wurden die externen Websites auf mögliche Rechtsverstöße überprüft und dabei keine Rechtsverletzung festgestellt. Ohne konkrete Hinweise auf eine solche Rechtsverletzung ist eine permanente inhaltliche Kontrolle der verlinkten Seiten nicht zumutbar. Sollten jedoch Rechtsverletzungen bekannt werden, werden die betroffenen externen Links soweit möglich unverzüglich entfernt.

2., aktualisierte Auflage 2024

Alle Rechte vorbehalten
© W. Kohlhammer GmbH, Stuttgart
Gesamtherstellung: W. Kohlhammer GmbH, Stuttgart

Print:
ISBN 978-3-17-044107-1

E-Book-Formate:
pdf: ISBN 978-3-17-044108-8
epub: ISBN 978-3-17-044109-5

Geleitwort der Reihenherausgeber

Die Entwicklungen der letzten Jahrzehnte im Suchtbereich sind beachtlich und erfreulich. Dies gilt für Prävention, Diagnostik und Therapie, aber auch für die Suchtforschung in den Bereichen Biologie, Medizin, Psychologie und den Sozialwissenschaften. Dabei wird vielfältig und interdisziplinär an den Themen der Abhängigkeit, des schädlichen Gebrauchs und der gesellschaftlichen, persönlichen und biologischen Risikofaktoren gearbeitet. In den unterschiedlichen Alters- und Entwicklungsphasen sowie in den unterschiedlichen familiären, beruflichen und sozialen Kontexten zeigen sich teils überlappende, teils sehr unterschiedliche Herausforderungen.

Um diesen vielen neuen Entwicklungen im Suchtbereich gerecht zu werden, wurde die Reihe »Sucht: Risiken – Formen – Interventionen« konzipiert. In jedem einzelnen Band wird von ausgewiesenen Expertinnen und Experten ein Schwerpunktthema bearbeitet.

Die Reihe gliedert sich konzeptionell in drei Hauptbereiche, sog. »tracks«:

Track 1: Grundlagen und Interventionsansätze
Track 2: Substanzabhängige Störungen und Verhaltenssüchte im Einzelnen
Track 3: Gefährdete Personengruppen und Komorbiditäten

In jedem Band wird auf die interdisziplinären und praxisrelevanten Aspekte fokussiert, es werden aber auch die neuesten wissenschaftlichen Grundlagen des Themas umfassend und verständlich dargestellt. Die Leserinnen und Leser haben so die Möglichkeit, sich entweder Stück für Stück ihre »persönliche Suchtbibliothek« zusammenzustellen oder aber mit einzelnen Bänden Wissen und Können in einem bestimmten Bereich zu erweitern.

Geleitwort der Reihenherausgeber

Unsere Reihe »Sucht« ist geeignet und besonders gedacht für Fachleute und Praktiker aus den unterschiedlichen Arbeitsfeldern der Suchtberatung, der ambulanten und stationären Therapie, der Rehabilitation und nicht zuletzt der Prävention. Sie ist aber auch gleichermaßen geeignet für Studierende der Psychologie, der Pädagogik, der Medizin, der Pflege und anderer Fachbereiche, die sich intensiver mit Suchtgefährdeten und Suchtkranken beschäftigen wollen.

Die Herausgeber möchten mit diesem interdisziplinären Konzept der Sucht-Reihe einen Beitrag in der Aus- und Weiterbildung in diesem anspruchsvollen Feld leisten. Wir bedanken uns beim Verlag für die Umsetzung dieses innovativen Konzepts und bei allen Autoren für die sehr anspruchsvollen, aber dennoch gut lesbaren und praxisrelevanten Werke.

Der vorliegende Band zu verhaltenstherapeutischen (VT-)Ansätzen bei der Behandlung der Sucht, verfasst von Thomas Schnell aus Hamburg, gehört zu Track 1 (Grundlagen und Interventionsansätze). Das Herzstück des Bandes bildet das Kapitel 3 mit einer systematischen und anschaulichen Darstellung und Erläuterung der Grundlagen und Grundzüge einer modernen VT-Behandlung von Abhängigkeitserkrankungen sowie der einzelnen therapeutischen Techniken und symptombezogenen Interventionen. Dabei werden klassische, kognitive und sog. Dritte-Welle-Verfahren berücksichtigt. Der Band wird durch Kapitel zu speziellen Therapieprogrammen für bestimmte Störungen und Komorbiditäten, zu der empirischen Evidenz für die Wirksamkeit der VT-Ansätze und zu der bevölkerungsbezogenen und gesundheitspolitischen Relevanz abgerundet.

Oliver Bilke-Hentsch, Luzern
Euphrosyne Gouzoulis-Mayfrank, Köln
Michael Klein, Köln

Inhalt

Geleitwort der Reihenherausgeber		**5**
1	**Einleitung**	**11**
2	**Fallvignette**	**15**
3	**Grundzüge der Verhaltenstherapie der Sucht**	**18**
3.1	Historische Wurzeln der modernen Suchtbehandlung	18
3.2	Konzeptionelle Einordnung von Verhaltensexzessen – süchtiges oder zwanghaftes oder impulskontrollgestörtes Verhalten?	20
3.3	Zielvariablen für die Verhaltenstherapie der Sucht	26
3.3.1	Biologische Perspektive und der Faktor »Droge«	27
3.3.2	Psychologische Perspektive	34
3.3.3	Soziale/umweltbezogene Perspektive	36
3.3.4	Strukturelle, funktionale und Verlaufsaspekte	37
3.4	Setting	39
3.5	Grundpositionen	41
3.6	Formale Struktur des Therapieprozesses	45
3.7	Therapeutische Beziehung	47
3.7.1	Beziehungsgestaltung in Abhängigkeit von motivationalen Stadien sowie interaktionellen Motiven	51

3.8	Therapiephase 1: Vom Erstkontakt zur Zieldefinition	53
3.8.1	Erstkontakt	53
3.8.2	Diagnostik	54
3.8.3	Bedeutung und subjektive Verarbeitung der Diagnose	58
3.8.4	Psychoedukation (PE)	63
3.8.5	Zieldefinition	67
3.9	Therapiephase 2: Symptombezogene Interventionen	72
3.9.1	Selbstbeobachtung: Arbeit mit Tagebuchkarten	72
3.9.2	Motivation und Ambivalenz	76
3.9.3	Skillstraining	98
3.9.4	Kontingenzmanagement	106
3.9.5	Reizkonfrontation (Cue-Exposure)	109
3.9.6	Kognitive Therapie	115
3.9.7	Imaginative Techniken in der Suchtbehandlung	123
3.9.8	Achtsamkeit und Akzeptanz in der Suchtbehandlung	126
3.9.9	Rückfallprophylaxe	129
3.10	Therapiephase 3: Lebensqualität und Kongruenz	135
3.10.1	Grundbedürfnisse und Funktionalität von Substanzkonsum	136
3.10.2	Problem der Entfremdung und Alienationstraining	140
3.11	Wirkfaktorenorientierte Suchtbehandlung	142
3.11.1	Allgemeine Wirkfaktoren – spezifisch für die Suchtbehandlung?	143
3.11.2	Extratherapeutische Wirkfaktoren in der Suchtbehandlung	151

3.12	Besondere Aspekte	153
3.12.1	Umgang mit schwierigen Situationen	153
3.12.2	Metaphern in der Suchtbehandlung	157
3.12.3	Die Therapie beenden	160
4	**Moderne Therapieansätze und Programme**	**162**
4.1	Kurzinterventionen und Kurztherapien bei Abhängigkeit	162
4.2	Alkoholismusspezifische Psychotherapie (ASP)	163
4.3	Community Reinforcement and Family Training (CRAFT)	164
4.4	CANDIS-Programm bei Cannabissucht	165
4.5	Computergestützte psychologische Interventionen (CPI)	165
4.6	Konzepte für komorbide psychische Störungen und Sucht	166
4.6.1	Posttraumatische Belastungsstörung und Sucht	168
4.6.2	Schizophrenie und Sucht	168
4.6.3	Persönlichkeitsstörungen und Sucht	169
5	**Empirische Evidenz der Suchtbehandlung**	**171**
5.1	Evidenz für unterschiedliche Behandlungssettings	171
5.2	Evidenz des Vergleichs verschiedener Therapieansätze	173
5.2.1	Evidenz für Kurzinterventionen	174
5.2.2	Evidenz für Psychoedukation (PE)	174
5.2.3	Evidenz für Motivierende Interventionen (MI)	175
5.2.4	Evidenz für kognitive Interventionen	176
5.2.5	Evidenz für Cue-Exposure	176
5.2.6	Evidenz für Skillstrainings in der Suchtbehandlung	177

Inhalt

5.2.7	Evidenz für Achtsamkeit und Akzeptanz	177
5.2.8	Evidenz für Kontingenzmanagement	178
5.2.9	Evidenz für computergestützte psychologische Interventionen (CPI)	178
5.2.10	Evidenz für die Behandlung von Sucht und komorbiden psychischen Störungen	179
6	**Klinische, bevölkerungsbezogene und gesundheitspolitische Relevanz**	**180**
7	**Abschlussbemerkungen**	**185**
Literatur		**187**
Sachwortverzeichnis		**199**

1 Einleitung

Die psychotherapeutische Behandlung von Abhängigkeitserkrankungen gilt als sehr schwierig. Betroffene Patienten sind häufig hochgradig ambivalent hinsichtlich ihrer Therapieziele, was mit einer hohen Rate an Rückfällen einhergeht. Auf der einen Seite wünschen sie sich, endlich befreit zu sein von den Fesseln der Sucht, andererseits können sie nicht von ihrem Suchtverhalten lassen. Ein Grund dafür ist, dass bei der Entwicklung und Aufrechterhaltung der Sucht im Unterschied zu anderen psychischen Störungen positive Emotionen beteiligt sind. Die Sucht folgt neben der Dynamik negativer Verstärkung dadurch auch positiv verstärkenden Prozessen. Andere psychische Störungen dagegen werden primär negativ verstärkt aufrechterhalten. Zum Beispiel sorgt bei Angststörungen die Vermeidung für Angstreduktion, bei Zwangsstörungen reduziert die Zwangshandlung Anspannungsgefühle. Der Substanzkonsum beinhaltet jedoch mit dem Rausch ein sehr intensives positives Erleben, das zudem auf einfache Weise hergestellt werden kann (Rauchen, Schlucken oder intranasale Applikation) und das im Gehirn nachhaltig repräsentiert wird. In späteren Verlaufsphasen der Sucht wird aufgrund von Toleranzentwicklung und Entzug bei Abstinenz zunehmend eine negative Verstärkung relevant. Zudem werden beim Konsum häufig nur noch Annäherungen an das ursprüngliche Rauschgefühl erlebt. Dennoch ist die Erinnerung an die ehemals intensiven Gefühle im Organismus gespeichert, und das Suchtverhalten wird im Sehnen nach diesen Gefühlen aufrechterhalten. Dagegen ist in der Therapie oft nur schwer anzukommen.

Eine moderne Perspektive der kognitiven Verhaltenstherapie (KVT), die klassische Prinzipien der Verstärkung und motivationsbasierte Interventionen integriert, erscheint zur Behandlung der Sucht besonders gut geeignet. Dies wurde im vorliegenden Therapiekonzept realisiert, welches störungsspezifische Ansätze mit störungsübergreifenden wirkfaktoren- und bedürfnisorientierten Ansätzen in einem stimmigen Gesamtkonzept vereint.

Bevor auf evidenzbasierte verhaltenstherapeutisch orientierte Strategien der Suchtbehandlung eingegangen wird, werden ätiologische Konzepte sowie relevante epidemiologische Daten präsentiert sowie allgemeine Überlegungen zum Konzept der Sucht vorgestellt und anhand ihrer historischen Entwicklung hergeleitet. Ebenso werden strukturelle Spezifika hinsichtlich ihrer jeweiligen Besonderheiten in Bezug auf die Suchttherapie besprochen (z.b. ambulantes versus stationäres Setting).

Aufgrund der motivationalen Schwierigkeiten von Suchtpatienten in der Psychotherapie bedarf es einer speziellen Atmosphäre, die zu weiten Teilen über die Beziehungsgestaltung vermittelt wird. Gestaltungsprinzipien für die therapeutische Beziehung werden aus unterschiedlichen evaluierten Ansätzen zusammengefasst und komprimiert. Insbesondere Konzepte wie das Motivational Interviewing oder die für Suchtprobleme modifizierte Dialektisch-Behaviorale Therapie (DBT-Sucht) propagieren die hohe Bedeutung einer humanistischen Grundhaltung des Therapeuten, um Patienten mit bedingungsloser Wertschätzung und Akzeptanz zu begegnen und Ressourcen zu mobilisieren.

Seitens der therapeutischen Techniken werden verschiedene Bausteine bzw. Module für die langfristige ambulante Verhaltenstherapie vorgestellt. Sie werden in drei Phasen unterteilt.

Phase 1 fokussiert auf den Beginn der Behandlung mit Vorschlägen für den Erstkontakt, Hinweise für die Diagnostik sowie die Psychoedukation und die Definition adäquater Therapieziele.

Phase 2 ist störungsorientiert ausgerichtet. Dazu zählen motivationsfördernde Interventionen, die sich u.a. am Konzept des Motivational Interviewing orientieren. Für einen funktionalen Umgang mit Suchtdruck-intensiven aversiven Affekten werden Elemente des Skillstrainings aus der DBT-Sucht vorgestellt. Denn erst wenn Patienten ihre Ambivalenz bewältigt haben, ausreichend änderungsmotiviert und zudem befähigt sind, Suchtdruck und starke Affekte ohne die Hilfe psychoaktiver Substanzen zu regulieren, sind die klassischen

Komponenten einer Kognitiven Verhaltenstherapie indiziert. Dazu zählen die Exposition mit Suchtreizen (Cue-Exposure), Kontingenzmanagement und die Umstrukturierung suchtspezifischer Kognitionen. Schließlich werden emotionsaktivierende (z.B. imaginative und achtsamkeitsbasierte) Interventionen ergänzt, die in Kombination mit kognitiven Techniken wie ein Booster verstärkend wirken können, indem aktivierte affektive Schemata schneller auf kognitive Strategien respondieren.

Phase 3 stellt eine störungsübergreifende Perspektive vor. Denn die Reduktion suchtspezifischer Symptome ist zwar wichtig, reicht aber nicht aus, um die subjektive Lebensqualität bzw. Lebenszufriedenheit zu erhöhen. Daher wird in Anlehnung an das Konzept der allgemeinen Psychotherapie nach Klaus Grawe ein Fokus auf Kongruenz im Sinne einer möglichst guten Passung zwischen Grundbedürfnissen von Patienten und ihrer realen Lebensführung gelegt. Inkongruenz ist nicht zuletzt ein Parameter, der mit dem Erleben von Stress assoziiert ist und dadurch als Risikofaktor für Substanzkonsum wirksam werden kann. Die Arbeit an einer bedürfnisbefriedigenden Lebensperspektive ist daher auch im Sinne einer Rückfallprävention der Sucht von Bedeutung.

In Anlehnung an die Diskussion um wirksame Prozesse in Psychotherapien werden anschließend Hinweise für eine sog. »wirkfaktorenorientierte Suchtbehandlung« formuliert. Dabei werden Überlegungen angestellt, inwiefern relevante therapeutische Wirkfaktoren eine besondere Bedeutung für Therapieprozesse mit Suchtpatienten haben können. Kenntnis über derartige Prozesse, welche die Effektivität von Suchttherapien erhöhen können, lassen sich problemlos in die einzelnen inhaltlichen Module des therapeutischen Konzepts integrieren.

Auch wenn dies nicht auf einer empirischen Datenbasis beruht, weist die klinische Praxis darauf hin, dass die Behandlung von Suchtpatienten typische schwierige Situationen generieren kann. Die Vorbereitung auf solche Situationen trägt mit Sicherheit zu einem konfliktreduzierten Ablauf der Behandlung bei. Daher werden entsprechende Erfahrungen, soweit dokumentiert, subsummiert.

1 Einleitung

Metaphern werden in Psychotherapien häufig und gerne genutzt. Denn sie verdeutlichen komplexe Sachverhalte in anschaulichen Bildern und sind daher leichter speicher- und abrufbar. Das gilt auch für die Therapie von Suchtpatienten. Einige typische Metaphern werden hier aufgeführt, in der Hoffnung, dass sich auch die Leser dieses Bands in ihren Therapien an die eindrücklichen Bilder erinnern und damit ihre Behandlungen ein wenig anreichern können.

Der vorliegende Band schließt mit einer Übersicht über die aktuelle Evidenzlage von Suchttherapie im Allgemeinen und, soweit verfügbar, von einzelnen Interventionen.

2 Fallvignette

Thorsten ist 27 Jahre alt. Er ist bei seinen leiblichen Eltern in einer deutschen Großstadt aufgewachsen. An seine Kindheit hat er wenig schöne Erinnerungen. Oft hat er sich vernachlässigt und wertlos gefühlt. Seine Mutter war vermutlich depressiv, sein Vater war schwer alkoholabhängig und für Thorsten unberechenbar. Es wusste nie, wie er sich zu verhalten habe, um keine Schläge zu bekommen. Seine Mutter hat sich nicht eingemischt. Nach dem Abitur hat Thorsten ein Studium in Soziologie begonnen, nach drei Semestern ist er aber kaum noch zur Uni gegangen. Er hat einen Freundeskreis gefunden, in dem er sich sehr aufgehoben gefühlt hat. Mit seinen Freunden ist er jeden Abend herumgezogen, hat viel Alkohol getrunken und Cannabis geraucht. Auf Partys hat er zudem regelmäßig Kokain, Amphetamine und MDMA konsumiert. Da er sich diesen Lebensstil nicht finanzieren konnte, hat er angefangen, Drogen zu verkaufen. Als er 22 Jahre alt wurde, konsumierte Thorsten täglich Amphetamine und Kokain, abends rauchte er Cannabis, um einschlafen zu können. Eines Tages, nachdem er mehrere Tage nacheinander auf Partys verbracht hatte, hörte er plötzlich Stimmen und hatte das Gefühl, dass ihn andere Menschen, z.B. in der Straßenbahn, mit Blicken fixierten, als wollten sie etwas von ihm. Er fühlte sich bedroht und zog sich paranoid zu Hause zurück. Nach diversen Überredungsversuchen durch seine Freunde ging er in deren Begleitung zu einer psychiatrischen Klinik, in der eine substanzinduzierte Psychose und eine Suchterkrankung durch multiplen Substanzgebrauch diagnostiziert wurde. Er wurde auf eine offene Station aufgenommen. Die psychotische Symptomatik war schnell rückläufig, aber es fiel Thorsten derart schwer, keine Drogen zu konsumieren, dass er mehrmals aus der Klinik weglief, um Kokain und Cannabis zu besorgen. In der Klinik wurde er daher auf eine Suchtstation verlegt.

2 Fallvignette

Dort gelang es ihm, zwei Monate abstinent zu bleiben, sodass er in die Suchtambulanz entlassen wurde, wo er einmal pro Woche zu einer suchtspezifischen Psychotherapie gehen sollte. Dort stellte sich heraus, dass Thorsten ausgeprägte Probleme hatte, Stress und generell schwierige Situationen zu tolerieren. Er reagierte sofort mit starkem Suchtdruck, wenn es in seinem Leben schwierig wurde. In der Behandlung lernte er Strategien, um mit starken negativen Emotionen funktional umzugehen sowie Stress und Suchtdruck auszuhalten. Das Hauptproblem war aber eine quälende Langeweile, die er in nüchternem Zustand empfand. In seinem Kopf drehte sich alles nur um Kokain und Cannabis, solange, bis er dem Drang nachgab. Und einmal mit dem Konsumieren begonnen, verlor er die Kontrolle, indem er erst dann stoppen konnte, wenn nichts mehr zu konsumieren da war. Er brach die Therapie nach wenigen Monaten ab und wurde schwer rückfällig. In den folgenden drei Jahren gab es diverse Versuche, den Konsum zu reduzieren, doch das funktionierte zumeist nur unter der Woche. An Wochenenden verlor er regelmäßig die Kontrolle über seinen Konsum, begleitet von bagatellisierenden Kognitionen. Beispielsweise redete er sich immer wieder ein, er habe alles im Griff und brauche nur einen definitiven Zeitpunkt zum Beenden seines Drogenkonsums festlegen. Drei Jahre später, als er erneut mit einer drogeninduzierten Psychose in eine psychiatrische Klinik eingeliefert wurde, beschloss er schließlich, mit Hilfe einer Psychotherapie engagierter an seiner Abstinenz zu arbeiten. Das erste Problem dabei war sein Bekanntenkreis. Er hatte sich im Laufe der Zeit von allen Freunden und Bekannten distanziert, die nichts mit Drogen zu tun hatten. Es war ihm niemand geblieben, mit dem er einen Tag verbringen konnte, ohne dass irgendwann Joints gedreht oder Stimulanzien konsumiert wurden. Der Versuch, als einziger in der Gruppe nüchtern zu bleiben, hat sich als nicht praktikabel erwiesen. Erstens war dann der Suchtdruck zu stark und zweitens spürte er eine gewisse Distanz zu den anderen, nachdem sie Cannabis konsumiert hatten. Irgendwie konnte er dann nichts mehr mit ihnen anfangen. Das dritte Problem war die

Abendplanung. Ihm wurde schnell klar, dass er es nüchtern nicht schaffen werde, drei Tage pausenlos zu tanzen. Nach mehreren vergeblichen Versuchen beschloss er, sich ein neues Leben und einen neuen Freundeskreis aufzubauen. Er setzte sein Studium fort und fing an, Ausdauersport zu treiben mit dem Ziel der Teilnahme an einem Halbmarathon. Dies passte zum einen nicht zum Konsum von Drogen, und darüber hinaus lernte er seinen mentalen Zustand nach dem Training schätzen. Er beschrieb diesen als tiefgreifend befriedigend. Sich Entspannung durch den Sport zu erarbeiten, fühlte sich authentischer an, als dem Körper die Entspannung durch Drogen aufzuzwingen. Ein wichtiger Erfolgsfaktor war es, sich langfristige Ziele zu setzen und das aktuelle Leben daran auszurichten. Beim Sport war dies der Halbmarathontermin, der es nicht erlaubte, mit dem Training auszusetzen, um sich gehen zu lassen. Des Weiteren setzte er sich bei seinem Studium realistische Semesterziele, die es nicht erlaubten, zuhause Cannabis zu konsumieren, anstelle zur Vorlesung zu gehen. Und schließlich lernte er seine jetzige Freundin kennen. Sie konsumierte keine Drogen und hatte einen Freundeskreis, mit dem Thorsten gut klarkam. Diese Kombination aus beruflicher Perspektive, befriedigender Freizeitgestaltung und sozialer Einbindung kann als entscheidend für das erfolgreiche Überwinden von Thorstens Sucht verstanden werden. Sein Leben war nun im Gegensatz zu seiner vorigen ausschließlichen Lustorientierung/Unlustvermeidung auf allen relevanten Ebenen bedürfnisbefriedigend. Seine langfristigen Zielperspektiven befriedigten sein Bedürfnis, im Leben einen Sinn zu sehen. Dass er seine Ziele aus eigener Kraft erreichen konnte, befriedigte sein Bedürfnis nach Autonomie und Kontrolle. Gleichzeitig fehlte es ihm nicht an Lustgewinn, mit dem Unterschied, dass sein Lustgewinn nicht an den Konsum einer Substanz gebunden, sondern selbst erarbeitet war, was sein Selbstwirksamkeitserleben stärkte. Und schließlich erlebte er eine befriedigende soziale Einbindung, die nicht nur zum Zwecke des gemeinsamen Berauschens existierte. Psychotische Episoden sind übrigens bis heute keine mehr aufgetreten.

3 Grundzüge der Verhaltenstherapie der Sucht

3.1 Historische Wurzeln der modernen Suchtbehandlung

Die weite Verbreitung von Alkoholproblemen erforderte in der zweiten Hälfte des 19. Jahrhunderts neue Lösungen. Vom sogenannten »Saufteufel Befallene« lebenslang wegzuschließen, was zuvor die gängige Praxis war, erschien nicht mehr praktikabel. Gleichzeitig hatte die Medizin die Sucht als »Krankheit des Willens« (Rush 1774) anerkannt und Behandlungen von Alkoholabhängigen entwickelt. Dennoch war damit die sozialrechtliche Anerkennung von Alkoholsucht als Krankheit noch nicht vollzogen. Im Jahr 1851 eröffnet schließlich die erste deutsche »Trinkerheilanstalt« bei Düsseldorf. Bereits ein halbes Jahrhundert später gab es in Deutschland 54 solcher Einrichtungen.

Mit den Trinkerheilanstalten war eine »moralische Behandlung« assoziiert (die »drei As«): »*Abgeschiedenheit, Andacht* und *Arbeit*« (Aßfalg 2003; Lindenmeyer 2004). Die Einrichtungen waren geografisch abgelegen, um jegliche Verführung zum Alkohol auszuschließen. Zentrale therapeutische Anliegen waren eine religiöse Sinnfindung und die ehrliche Auseinandersetzung der Betroffenen mit ihrer Abhängigkeit. Die Patienten mussten hart arbeiten, um so für die Kosten ihrer Behandlung aufzukommen.

Der damalige Umgang mit süchtigen Menschen in diesen Anstalten weist interessanterweise einige Charakteristika auf, die auch in modernen Konzepten der Suchttherapie von Relevanz sind (abgesehen vom damals ebenso vorherrschenden militärischen Drill): Wird An-

3.1 Historische Wurzeln der modernen Suchtbehandlung

dacht mit Sinnfindung und innerer Achtsamkeit assoziiert, befindet man sich fast in Einklang mit aktuellen Prinzipien der modernen kognitiven Verhaltenstherapie. Genauso wird der Aspekt der *Arbeit* vor dem Hintergrund der beruflichen Integration verstärkt fokussiert, bzw. es wird moniert, dass die moderne Psychotherapie solche lebenspraktischen Aspekte zu sehr aus den Augen verloren hat. *Abgeschiedenheit* im Sinne einer bewussten Abkehr des süchtigen Individuums von Alltagsreizen, die das Suchtverhalten auslösen, wird noch heute praktiziert. Allerdings scheint die Abgeschiedenheit langfristig nicht erfolgversprechend zu sein. Denn selbst nach langer Abgeschiedenheit ist nach der Rückkehr in gewohnte Umwelten die Rückfallgefahr hoch. Betroffene müssen nach der Phase der Abkehr lernen, in der alltäglichen Konfrontation mit suchtassoziierten Reizen den auftretenden Suchtdruck auszuhalten, ohne ihm nachzugeben. Zusammenfassend empfehlen moderne Suchttherapeuten daher eher die Behandlung innerhalb des gewohnten Umfelds als in der Abgeschiedenheit.

Das Ende der »Trinkerheilanstalten« wurde im Jahre 1968 eingeleitet, nachdem Alkoholabhängigkeit in Deutschland sozialrechtlich anerkannt wurde. Die Einrichtungen wurden zu ersten Suchtfachkliniken umgewandelt, in denen Ärzte und speziell ausgebildete Suchttherapeuten arbeiteten. Die Behandlung von Alkoholabhängigen differenzierte seitdem wie heute zwischen einer körperlichen Akutphase (Entzugsbehandlung) und der langfristig angelegten Entwöhnungsbehandlung. Ziel der Therapie war unter der Bedingung strikter und dauerhafter Abstinenz das Wiedergewinnen bzw. Sichern der Erwerbsfähigkeit Betroffener, um eine Frühberentung zu verhindern. Vor diesem Hintergrund etablierten sich diverse Behandlungskonzepte. Diese waren gruppentherapeutisch ausgerichtet und integrierten ein striktes Regelwerk und einen direktiv-konfrontativen Interaktionsstil (Antons 1977). Es dauerte noch bis zum Jahr 1978, bis spezifische *verhaltenstherapeutische Suchtbehandlungsansätze* vorgestellt wurden, die maßgeblich von Kanfer beeinflusst waren. So ersetzte ein professionelles, evidenzbasiertes Therapieverständnis den herrschenden Dogmatismus. Inhaltlich handelte es sich um Ansätze, die Problemlöse- und Verhaltenskompetenzen vermittelten, um Betroffenen ein möglichst breites Bewältigungsrepertoire für alle möglichen Lebenssituationen zur Verfügung zu stellen. Die Behandlung erfolgte in geschlossenen Therapiegruppen mit durchschnittlicher Dauer von 4–6 Monaten. Im weiteren Verlauf bis heute erfolgte ein Fokuswechsel, indem der Schwerpunkt der Behandlung immer mehr auf das ambulante Setting verlegt wurde (Lindenmeyer 2004).

3.2 Konzeptionelle Einordnung von Verhaltensexzessen – süchtiges oder zwanghaftes oder impulskontrollgestörtes Verhalten?

Hinsichtlich der Frage, welche exzessiven Verhaltensweisen zum Suchtkonzept gezählt werden sollten, existiert eine bis heute offene Kontroverse; die jeweiligen Einordnungen escheinen mitunter willkürlich. Die Abgrenzung der *Abhängigkeit* zu den *Störungen der Impulskontrolle* oder zu *zwanghaftem Verhalten* scheinen zwar auf der theoretisch-konzeptionellen Ebene nachvollziehbar, in der klinisch-praktischen Anwendung zeigen sich aber Unschärfen. Zudem können bestimmte Verhaltensexzesse sogar *psychotisch motiviert* anmuten. Am Plastischsten lässt sich die differenzialdiagnostische Kontroverse bei den Essstörungen skizzieren. Die Anorexia Nervosa (AN), immerhin *Magersucht* genannt, integriert Elemente, die einer Sucht ähneln: die kontinuierliche Steigerung der Problematik (immer geringere Gewichtsziele), ausgeprägte Ambivalenz hinsichtlich einer Änderungsbereitschaft, allmähliche kognitive und verhaltensbezogene Einengung. Wenn Betroffene passiv sind und keine Energie verbrennen (»entziehen müssen«), erleben sie wie der süchtige Patient, der keine Substanz bekommt, eine quälende Unruhe. Allerdings haben die hochkontrollierten und fast zwanghaft anmutenden AN-

3.2 Konzeptionelle Einordnung von Verhaltensexzesse

Patienten dabei auch ein schlechtes Gewissen (»ich bin unkontrolliert«). Der typische Suchtpatient hat jedoch kein schlechtes Gewissen, wenn er sich nicht seiner Sucht hingibt, sondern eher umgekehrt, wenn er es nicht schafft, abstinent zu sein oder weniger zu konsumieren. Zudem weisen Suchtpatienten häufig Impulskontrollstörungen auf, sind eher unkontrolliert als zwanghaft, obschon sich im Verlauf der Sucht auch eine Form des Cravings entwickeln kann, die zwanghaftes Craving genannt wird. Dabei erleben sich Betroffene während des Suchtverhaltens so ähnlich wie Zwangspatienten bei den Zwangshandlungen, d.h. stark distanziert, und nehmen es als unsinnig war. Es gibt Betroffene, die berichten, motivational eindeutig nicht konsumieren zu wollen, aber dennoch wie ferngesteuert beginnen, den Substanzkonsum vorzubereiten und durchzuführen, während sie sich selbst wie von außen beobachten. Ein Psychopathologe könnte dabei differenzialdiagnostisch schon fast an *dissoziatives Erleben* denken. Hinsichtlich der AN könnte jedenfalls auch eine Zwangsstörung das exzessive Verhalten bei AN erklären, mit dem Zwangsgedanken (Obsession), dick zu sein, und dem regulierenden Verhalten (Compulsion), Kalorien zu verbrennen und zu fasten. Zuletzt muten einige AN-Patienten nahezu psychotisch an, indem ihnen jegliche Einsicht in ihre Problematik verloren gegangen scheint, die ihre Verhaltensexzesse erklären könnte. Suchtpatienten wiederum sind zwar ambivalent, Krankheitseinsicht ist jedoch gegeben, und in Bezug zur Zwanghaftigkeit versus Impulskontrollstörung ähneln sie (trotz des zwanghaften Cravings) vermutlich doch eher den bulimischen Patienten.

Zusammenfassend ist die Differenzialdiagnostik zu den Abhängigkeitserkrankungen höchst komplex, wenn es um süchtig anmutendes Verhalten geht. Das wiederum erklärt die langanhaltende und kontrovers geführte Diskussion um die Thematik und gewisse Differenzen zwischen den Klassifikationssystemen.

Die Deutsche Gesellschaft für Psychiatrie und Psychotherapie, Psychosomatik und Nervenheilkunde (DGPPN) hat im Jahr 2013 festgelegt, dass pathologisches Kaufen, exzessives Sexualverhalten und exzessives Essverhalten nur als exzessives Verhalten aufzufassen wären, nicht aber als süchtiges Verhalten.

Im DSM-5 wurde dann erstmals am Beispiel der Glücksspielsucht, Internet- und Computerspielsucht süchtig anmutendes Verhalten in die Kategorie der Sucht eingebunden (Falkai und Wittchen 2018). Kritiker wenden ein, dass nicht das Objekt (Substanz oder Verhalten) über die Frage der Sucht entscheidet, sondern Sucht durch die Emotionen entsteht (»High-Gefühl«, Rausch, »Kick«), die durch Substanzen oder Erlebnisse ausgelöst und über das Belohnungssystem im Gehirn vermittelt werden. Psychische Abhängigkeit ist folglich durch ein komplexes neurophysiologisches Schema repräsentiert, welches Affekt, Kognition, Motivation und Handlungsleitung integriert. Besonders relevant für eine Suchtentwicklung ist dabei die affektive Komponente, d.h. ein intensives Gefühl, nach dessen Wiederholung sich der Organismus während des Cravings sehnt. Die kognitive Komponente sorgt zusätzlich für eine sukzessive Einengung auf das jeweilige Thema. Daher vernachlässigen Betroffene im Verlauf ihrer Abhängigkeit alle anderen Tätigkeiten und Bekanntschaften, es sei denn, sie haben eine Funktion im Sinne der Sucht (z.B. dienen der Beschaffung der Substanz oder Herbeiführung der süchtigen Tätigkeit).

Die Unsicherheit in den beiden modernen Klassifikationssystemen (ICD und DSM) darüber, ob und wenn ja, welches Verhalten eine Sucht sein soll, überrascht angesichts der diesbezüglich langen historischen Auseinandersetzung. Denn bereits Anfang des 19. Jahrhunderts war bekannt, dass Glücksspiel süchtig machen kann. In der damaligen Krankheitslehre wurden vier Suchtformen beschrieben: Trunksucht, Morphinsucht, Kokainsucht und Glücksspielsucht (Wölfling et al. 2022). Zwar ist pathologisches Glücksspiel auch in der ICD-10 aufgeführt, jedoch unter den Störungen der Impulskontrolle. Zwar ist nicht jedes exzessiv ausgeübte Verhalten ein süchtiges Verhalten (Grüsser und Albrecht 2007). Allerdings argumentieren Kritiker, dass gerade das Glücksspiel zwar einen impulsiven Charakter aufweist, jedoch zudem alle gängigen Suchtkriterien vorliegen, die bei Impulskontrollstörungen nicht typisch sind, z.B. Toleranzentwicklung,

Kontrollverlust, Einengung und Toleranzentwicklung (Wölfling et al. 2022). Mittlerweile ist auch nachgewiesen worden, dass Glücksspielsucht auf der Ebene der Neurobiologie und der Genetik ätiologische Parallelen zur Sucht aufweist (ebd.). Daher ist es erfreulich, dass die Weltgesundheitsorganisation (WHO) in der ICD-11, die seit dem 01.01.2022 offiziell eingesetzt werden kann, die Spielsucht (6C51) im Sinne von digitalem Spielen oder Videospielen ebenso wie süchtiges Glücksspiel (6C50) als Abhängigkeitserkrankungen anerkennt und den Verhaltenssüchten zuordnet (»Disorders due to addictive behaviours«). Für beide Formen der Verhaltenssüchte lässt sich in der ICD-11 mit Zusatzcodierungen zudem differenzieren, ob das pathologische Verhalten vorwiegend online oder vorwiegend offline stattfindet. Gegen die Einordnung als Sucht spricht aus Sicht von Kritikern, dass manche Glücksspieler immer wieder längere Pausen einlegen, was bei Süchtigen eigentlich problematisch ist. Was bei Abstinenz wie Entzugserscheinungen anmutet, könnte stattdessen auch als Angst- und depressive Symptome aufgefasst werden (Hand 2004).

Auch Eugen Bleuler beschreibt etwas später in seinem Lehrbuch der Psychiatrie (Bleuler 1979), dass es Gelüste gibt, die »ähnlich empfunden werden« wie die Sucht nach einem Suchtmittel« (S. 511). Mit Verweis auf seinen Kollegen Kraepelin beschreibt er dann u. a. die Kaufsucht, Klausucht und interessanterweise die »Wandersucht«, »die bei unbefriedigten bindungsarmen Menschen voller Heimweh und ungestillter Sehnsüchte« (S. 512) auftrete. Heute verstehen wir die Wandersucht als eine dissoziative Störung (dissoziative Fugue). Bereits bei Bleuler wird aber auch deutlich, dass die Differenzialdiagnostik vieler derartiger Phänomene sehr schwierig ist. So wie in den modernen Klassifikationssystemen einige exzessive Verhaltensweisen als Störungen der Impulskontrolle codiert werden, benennt auch Bleuler diese Kategorie als wichtige Differenzialdiagnostik für die suchtartig ausgeführten Verhaltensweisen (»impulsives Irresein«). Heute differenzieren wir hinsichtlich Verhaltensexzessen zwischen einer reinen Störung der Impulskontrolle und einem süchtigen Verhalten vorwiegend anhand der Erlebnisqualität bei der Ausführung der Tätigkeit, des Auftretens eines Entzugssyndroms und anhand eines Entwicklungsaspekts. Bei den Impulskontrollstörungen fehlt weitgehend das rauschartige Erleben sowie der Entzug; ebenso fehlt die sukzessive kognitive, affektive und verhaltensbezogene Einengung im Zeitverlauf, was jedoch charakteristisch für eine Sucht ist. Dies unterscheidet auch eine klassische Spielsucht von der Kleptomanie. Während der Spielsüchtige das Spielen durchaus als einen Rausch erleben kann sowie auch eine sukzessive Einengung seines Wahrnehmungshorizonts, wird der Kleptomane sein subjektives Erleben selten als Rausch beschreiben, und es kommt auch nicht zu der genannten allmählichen Fixierung auf die Handlung und zu keinem Entzug bei Abstinenz. Der unruhige Drang vor der Handlung bei Impulskontrollstörungen darf nicht mit Entzug gleichgesetzt werden, da er nicht als direkte Folge der Abstinenz entsteht.

Letztendlich jedoch ist die Idee, dass auch Verhaltenssüchte existieren könnten, nicht neu. Ein wichtiger entsprechender Impuls kam beispielsweise ab den 1960er Jahren aus dem Norden Deutschlands von Psychiatern des Universitätsklinikums Hamburg-Eppendorf. Sie integrierten verhaltensbezogene Süchte in das Konzept der Abhängigkeit, weshalb vom *Eppendorfer Suchtbegriff* gesprochen wird. Hans Giese, Spezialist für die Psychopathologie der Sexualität, beschrieb im Jahre 1962 vier typische Sexsucht-Symptome: Einengung des Denkens auf den angestrebten Erlebniszustand, zunehmende Frequenz der Handlung bei abnehmender Triebbefriedigung, dranghafte Unruhe im Sinne eines Cravings und das Auftreten physiologischer Symptome bei Verhinderung der abnormen Betätigung im Sinne eines Entzugssyndroms. Der Eppendorfer Psychiater und Hirnforscher Hans-Joachim Bochnik konstatierte 1980, dass die Suchtforschung zu lange einseitig auf toxische Süchte fokussiert war, und forderte eine Erweiterung des Suchtbegriffs durch die Integration nicht substanzgebundener Suchtformen. Der forensische Psychiater Wilfried Rasch formulierte 1986 ganz in diesem Sinne, Sucht sei eine psychopathologische Entwicklung, die unabhängig von spezifischen Substanzen zu konzipieren sei. Stattdessen sei es die Einengung des Individuums auf die Sucht und damit einhergehend der Verlust anderer Erlebnisfel-

3.2 Konzeptionelle Einordnung von Verhaltensexzesse

der, die soziale Isolation und letztendlich die »Zerstörung der sozialen Person«, was das Wesen der Sucht ausmache. Der Süchtige verliere seine ethischen Maßstäbe und sei nur noch auf die Befriedigung der Sucht bezogen. Eine eher »nüchterne« Definition von Sucht gelang dem Kollegen Klaus Wanke 1987, der das Phänomen schlicht als das tiefgreifende Verlangen nach dem jeweiligen »Erlebenszustand« beschrieb. Weniger schlicht, sondern aus heutiger Perspektive höchst modern war dagegen sein Erklärungsmodell der Sucht. Zur Zeit des blühenden Schulenstreits betonte er, dass lediglich ein integratives ganzheitliches Konzept dem Verständnis der Sucht angemessen sei.

Die Hamburger Perspektive erfuhr übrigens einen Ritterschlag, indem ihr Wilhelm Feuerlein folgte, einer der damals renommiertesten Suchtspezialisten am Münchner Max-Planck-Institut für Psychiatrie. Er befasst sich u.a. mit der Glücksspielsucht und erkannte schon früh deren Gemeinsamkeiten mit einer substanzgebundenen Sucht (Feuerlein 1975).

Diese Sichtweise ging in den gängigen Klassifikationssystemen ICD und DSM zunächst für viele Jahre unter. Erst im aktuellen DSM-5 und auch in der aktuellen ICD-11 ist das pathologische Spielen als diagnostizierbare Abhängigkeitserkrankung abgebildet. Unter Suchtexperten ist die Bedeutung des Eppendorfer Suchtbegriffs übrigens nie ganz verloren gegangen. Das verdeutlichte zur Zeit des Milleniums der Würzburger Psychiatrieprofessor Böning mit seiner Aussage, dem Gehirn sei es egal, ob die süchtige Erregung substanzbezogen sei oder durch eine Tätigkeit erzeugt werde. Es kommt nach Böning (2001) darauf an, dass durch eine Substanz oder Tätigkeit im Gehirn das Belohnungssystem stimuliert wird, ein entsprechendes Schema generiert wird (Schema definiert als Aktivierung einer bestimmten Netzwerkstruktur im Gehirn, die kognitive, affektive, motivationale und handlungsleitende Anteile integriert) und das Suchtgedächtnis entsteht. (Näheres zum Belohnungssystem ▶ Kap. 3.3.1.)

Schließlich noch hinsichtlich verhaltensbasierter Suchtformen wenige Worte zur sogenannten Esssucht, die in der jüngeren Geschichte unterzugehen scheint, immerhin aber im frühen Klassifikationssystem ICD-8 noch für eine Codierung vorgesehen war. Und eine PubMed-Recherche mit dem Stichwort »food addiction« generiert immerhin 392 Treffer. In den beiden neuen Klassifikationssystemen, dem DSM-5 und der ICD-11, spielt diese Form der Sucht jedoch keine Rolle. Dennoch werden Parallelen zwischen der sog. Esssucht und anderen anerkannten Süchten diskutiert. Burrows et al. (2018) weisen in einem aktuellen Review beispielsweise u. a. auf die grundsätzlich hohe psychopathologische Belastung bei sog. Esssüchtigen hin, ähnlich wie es bei Drogenabhängigen bekannt ist. Und Volkow et al. (2017) betonen die vergleichbare Bedeutung des Belohnungssystems bei »food addiction« und Drogenabhängigkeit. Wobei sich das DSM-5 übrigens offiziell von den Begriffen eines Substanzmissbrauchs oder einer Abhängigkeit verabschiedet hat. Stattdessen gibt es ein neues Konzept. Die Substanzgebrauchsstörung bzw. Substanzkonsumstörung (substance use disorder). Ihre 11 Kriterien entstammen der vorigen Abhängigkeit und dem Substanzmissbrauch. Bereits zwei Kriterien stehen für eine leichte Störung, ab vier Kriterien ist es eine mittelgradige und ab sechs Kriterien ist es eine schwere Substanzkonsumstörung. Das bedeutet, dass unzählige Symptomkombinationen (2 aus 11) dieser Störungskategorie denkbar sind. In der ICD-11 wird dagegen weiterhin von Abhängigkeit gesprochen, die von einem schädlichen Gebrauch abgegrenzt wird. Weiteres zu den Neuerungen in der ICD-11 gegenüber der ICD-10 im Bereich der Abhängigkeitserkrankungen wird in ▶ Kap. 3.8.2 zusammengefasst.

3.3 Zielvariablen für die Verhaltenstherapie der Sucht

Die Zielvariablen einer psychotherapeutischen Behandlung leiten sich stets aus den ätiologisch relevanten (sofern veränderbar) und die

Störung aufrechterhaltenden Faktoren ab. Eine moderne kognitive Verhaltenstherapie orientiert sich diesbezüglich an komplexen bio-psycho-sozialen Konzeptionen. Diese reichen über 40 Jahre zurück. Feuerlein (1975), ein ehemals renommierter Suchtexperte, formulierte das Konzept der »Multikonditionalität« zur Erklärung von abhängigem Verhalten. Er differenzierte die drei ätiologischen Einflussfaktoren »Individuum, Droge und Umwelt«. Die bei anderen psychischen Störungen relevanten biologischen, sozialen und psychologischen Parameter müssen bei substanzbezogener Sucht also um den Faktor »Droge« ergänzt werden.

Wenn es darum geht, bei einem konkreten Patienten zu verstehen, wie sich die Sucht entwickelt hat, kommt niemand daran vorbei, ein *komplexes individuelles Störungsmodell* zu erstellen, und neben den genannten Faktoren *Biologie, Droge, Psychologie und Umwelt* noch einen Zeit- bzw. *Verlaufs- und Entwicklungsaspekt* in Interaktion mit den anderen Parametern zu analysieren.

> **Merke**
> Bezüglich der Ätiologie der Sucht geht es um die Fragen, in welchen Entwicklungsphasen bei einem individuellen Patienten welche Risikofaktoren auf welche Weise wirksam waren, sodass sich zu einem Zeitpunkt x die relevante Psychopathologie herausbildete.

3.3.1 Biologische Perspektive und der Faktor »Droge«

Ob sich eine Abhängigkeit entwickelt, hängt seitens biologischer Faktoren von der genetischen Konstitution, von Mechanismen des Belohnungssystems im Gehirn und darüber hinaus von spezifischen Mechanismen der jeweiligen konsumierten Substanz ab.

Alkohol wird im Organismus beispielsweise durch die Enzyme Alkohol-Dehydrogenase (ADH) und Aldehyd-Dehydrogenase (ALDH) abgebaut. Genetische Varianten können dabei ziemliche Unterschiede der enzymatischen Aktivität verursachen, sodass Alkohol unterschiedlich effizient abgebaut wird. So sind Menschen aus nordöstlichen asiatischen Regionen für eine hohe Alkoholempfindlichkeit bekannt, da das Enzym ALDH im Abbauprozess des Alkohols das entstandene Ethanal nicht genügend entgiftet. Aber auch unter Europäern gibt es genetisch bedingte Unterschiede. Diejenigen übrigens, die sich gerne damit rühmen, besonders viel Alkohol zu vertragen, haben ein besonders hohes Suchtrisiko, da sie entsprechend mehr trinken als andere und schneller eine Toleranz entwickeln. Analog dazu bilden türkische Männer genetisch bedingt eine Enzymvariante aus, die einen besonders schnellen Nikotinabbau verursacht. Daher befinden sich unter türkischen Rauchern besonders schwer Abhängige aufgrund eines besonders intensiven Konsums.

Aktuelle Studien publizieren Daten aus großen Genstudien (GWAS = genome-wide association study), die verschiedene Genloki für bestimmte Abhängigkeiten identifizieren (z. B. Hancock et al. 2018 für Nikotin, Alkohol und illegale Drogen). Aber auch substanzübergreifende Genloki und insbesondere komplexe epigenetische Mechanismen sind relevant für die Entwicklung von Sucht (Brown und Feng 2017). Dazu passt im Rahmen der zuvor beschriebenen Fallvignette (▶ Kap. 2), dass der Vater von Thorsten Alkoholiker war und Thorsten somit eine Prädisposition für seine eigene Suchtentwicklung vermutlich vererbt hat.

In Bezug auf das Gehirn und die Frage, ob es dort so etwas wie ein Suchtsystem gibt, haben bildgebende Verfahren wie die funktionelle Magnetresonanztomografie (fMRT) auf ein Netzwerk hingewiesen, welches als *Belohnungssystem* bezeichnet wird. Der wichtigste Botenstoff des Belohnungssystems ist der Neurotransmitter Dopamin, aber auch Serotonin sowie diverse verhaltensmodulierende Neuropeptide übernehmen Funktionen. Insgesamt ist dieses System ziemlich komplex, indem verschiedene Areale und Nervenverbindungen beteiligt sind. Wissenschaftler sprechen vom mesocortikolimbischen dopaminergen Belohnungssystem. Neuronen projizieren zum Striatum, zum limbischen System mit dem dopaminergen Zielpunkt Nucleus accumbens, zur Amygdala, bis hin zum Hippocampus. Nach der

3.3 Zielvariablen für die Verhaltenstherapie der Sucht

Entdeckung des Belohnungssystems und der Veröffentlichung von Studienergebnissen, die bei verschiedenen Süchten eine Beteiligung des Systems nahelegten, avancierte das System schnell zum »global player der Sucht«. Bis in die Lehrbücher schaffte es die Überzeugung, dass jede Art von Sucht durch das Belohnungssystem vermittelt wird. Dem lag vermutlich das Bedürfnis nach einfachen Erklärungen zugrunde, die in der psychiatrisch-psychologischen Forschung ja eher Ausnahmen darstellen. Mittlerweile wird das Belohnungssystem differenzierter betrachtet. Denn verschiedene Suchtstoffe erzeugen durchaus unterschiedliche Aktivierungen im Gehirn und speziell auch im Belohnungssystem. Am eindeutigsten ist die Beteiligung des Belohnungssystems bei Alkohol und Stimulanzien. Bei Opiaten scheinen dagegen andere Netzwerkstrukturen im Gehirn relevant zu sein (vgl. Nutt et al. 2015). Bei Cannabis wird kontrovers diskutiert, wobei hier neuere und anspruchsvolle Studien durchaus wieder auf eine relevante Beteiligung des Belohnungssystems hindeuten.

In der Zusammenschau ist die Repräsentation der Sucht im Gehirn also doch komplexer, als dass sie durch nur ein einziges Netzwerk erklärt werden könnte. Die Suchtforschung entwickelt sich weiter, und in den letzten Jahren mehren sich Forschungsartikel, in denen die Relevanz des endocannabinoiden Systems (ECS) für die Suchtentwicklung diskutiert wird (z.B. Manzanares et al. 2018). Das ECS wird es aber vermutlich recht schwer haben, gegen das Belohnungssystem in den Köpfen der Menschen anzukommen. Das ECS ist nicht so intuitiv plausibel wie das Belohnungssystem, welches ausgesprochen gut geeignet ist, um Suchtverhalten oder Suchtentwicklung nachzuvollziehen. Beispielsweise den *Suchtdruck*, das sogenannte *Craving* (▶ Kasten Exkurs), was voraussetzt, dass eine erlebte Rauschwirkung angenehm ist, also als Belohnung abgespeichert wird. Im Suchtdruck findet dann im Sinne eines Sehnens eine mentale Antizipation der gewünschten Belohnung statt. Zumindest bis hierhin erscheinen die verschiedenen Süchte noch recht ähnlich.

Craving initiiert zielgerichtetes Appetenzverhalten, im Kontext von Drogen auch als »drug search«-Verhalten bezeichnet. Die Verhaltensaktivierung (drug search) wird neurobiologisch über eine Projektion in die Region des Striatums vermittelt.

> **Exkurs: Craving – das zentrale Charakteristikum der Sucht**
> Der Anglizismus »Craving« bezeichnet das intensive Verlangen suchtkranker Menschen nach ihrem Suchtmittel. Craving gilt als zentrales Phänomen der Abhängigkeit und ist ein Prädiktor für die Aufrechterhaltung des Substanzkonsums (Grüsser et al. 2007). Craving unterscheidet die Sucht qualitativ von anderen psychischen Störungen, indem sie positiv verstärkt aufrechterhalten wird. Andere Störungen werden primär durch negative Verstärkung aufrechterhalten. Und selbst wenn im späteren Verlauf der Sucht im Wesentlichen konsumiert wird, um aversive Entzugserscheinungen zu lindern, so wirkt dennoch die Erinnerung an das Rauscherleben und der Wunsch nach bzw. die Erwartung an dessen Wiederholung als positive Verstärkung. Es werden drei Varianten des Cravings unterschieden:
>
> - *Erleichterungscraving (Relief-Craving)* folgt dem Prinzip der negativen Verstärkung, indem die Regulation aversiver körperlicher/affektiver Zustände verhaltenssteuernd wirkt. Die gabaerg und glutamaterg vermittelten Effekte gehen mit einer neuronalen Hyperexzitabilität einher. In der Fallvignette (▶ Kap. 2) wird bei Thorsten beispielsweise ein Relief-Craving deutlich, da er unter quälender Langeweile leidet, die er kaum ertragen kann. In seinem Kopf manifestiert sich daraufhin das Thema Drogenkonsum, und er findet erst dann Ruhe, wenn er dem Drang nachgegeben hat.
> - Das dopaminerg und opioiderg vermittelte *Belohnungscraving (Reward-Craving)* ist mit der Aktivierung des mesolimbischen Belohnungssystems assoziiert. Es fokussiert positiv verstärkende Aspekte einer Substanz, und der Konsum folgt hedonistischen Erwartungen.

- *Zwanghaftes Craving (Obsessive-Craving)* wird vorwiegend serotonerg vermittelt und präsentiert sich durch den Verlust der Verhaltenskontrolle hinsichtlich des Substanzkonsums. Unklar ist, ob zwanghaftes Craving wirklich eine eigene Dimension darstellt oder eher eine Reaktionsbildung bei starkem Relief-Craving ist, wenn der Wunsch nach Abstinenz besteht und sich das Individuum nicht gegen den Konsumdrang wehren kann. Entsprechend fanden Heinz et al. (2003) positive Korrelationen von Relief-Craving mit Obsessive-Craving. So sind insbesondere die Konstrukte Reward- und Relief-Craving vermehrt konzeptualisiert worden (vgl. Schnell et al. 2011).

Nicht geklärt ist die Frage, ob es ein substanzübergreifendes Craving gibt oder ob der Suchtdruck bei unterschiedlichen Suchtmitteln unterschiedliche Qualitäten hat. Möglicherweise gibt es auch eine weitreichende Überschneidung bei verschiedenen Substanzen und zusätzlich spezifischen Eigenheiten, die sich durch die unterschiedlichen Abhängigkeitspotenziale und verschiedenen Entzugserscheinungen erklärt. So ist der Entzug bei Alkoholsucht ein anderer als der Opiatentzug, der Entzug von Benzodiazepinen oder von Cannabis (vgl. Budney et al. 2008).

Auch wenn die universelle Bedeutung des Belohnungssystems im Rahmen der Suchtentwicklung hinterfragt werden kann, sind seine Assoziationen verführerisch plausibel und griffig. Und Belohnungserleben ist natürlich nicht nur an den Konsum von Drogen gekoppelt, genauso wenig wie neurobiologische Netzwerke oder Systeme zum Zweck des menschlichen Drogenkonsums existieren. Beim gesunden Menschen dient das Belohnungssystem dem Lernen und der Optimierung arterhaltender Mechanismen, indem es auf basaler Ebene die Bereitschaft aktiviert, sich mit Nahrung zu versorgen und sich fortzupflanzen. Daher sind entsprechende Aktivitäten mit angenehmen Gefühlen verbunden, vermittelt durch eine gesteigerte dopaminerge Neurotransmission. Sie stellen somit Belohnungen (»rewards«) vorausgehender Anstrengung dar.

Aufgrund von flächendeckender Verfügbarkeit muss sich der moderne Mensch jedoch nicht sonderlich anstrengen, um Nahrung zu finden oder Sexualität zu erleben. Häufig reicht der Fußweg um die nächstgelegene Straßenecke oder ein Klick ins Internet. Der heutige Mensch hat daher freie Kapazitäten, sich anspruchsvolleren Aufgaben bis hin zur Selbstverwirklichung zuzuwenden. Eine erweiterte Bedeutung des Belohnungssystems beim modernen Menschen besteht also vermutlich darin, sich neuen Zielen zu widmen, womit sich auch der Forschungs- und Entdeckungsdrang des Menschen verstehen lässt. Voraussetzung dafür ist stets, dass der Weg zu diesen Zielen oder die Zielerreichung mit einem Belohnungswert assoziiert ist. So kann eine berufliche Weiterentwicklung belohnend sein, wenn ein höheres Gehalt oder soziales Ansehen lockt oder wenn die Arbeit selbst mit neuen interessanten Aufgaben assoziiert ist. Je öfter ein Reiz das Belohnungssystem und die entsprechende Handlung aktiviert, desto besser wird das Verhalten erlernt. Das »Reward-System« wird immer weniger dazu benötigt und es wird freigestellt für neue Tätigkeiten. Auf diese Weise machen Menschen neue Erfahrungen und entwickeln sich weiter. Neurobiologisch kommt es bei der wiederholten Präsentation gleicher Reize zu einer Abnahme der Dopaminfreisetzung (»Desensitivierung«). Beispielsweise gewöhnt sich ein Mensch schnell an ein höheres Gehalt, dieses wird zur Normalität und die nächsthöhere Gehaltsstufe erhält einen Anreizwert. Oder wer sich im Sport freut, mit seinem Verein von der dritten in die zweite Liga aufgestiegen zu sein, der wird dieses Niveau irgendwann als normal empfinden. Dann ist es die erste Liga, die einen Belohnungswert hat.

Diese Desensitivierung des Belohnungssystems findet bei einer Suchtentwicklung nicht statt. Im Gegenteil werden »Sensitivierungsphänomene« beschrieben. Das »Reward-System« wird gänzlich von der Substanz okkupiert und es erfolgt eine immer intensiver werdende mentale Fokussierung auf Drogen und drogenassoziierte Triggerreize (Tretter und Werner 2009).

3.3 Zielvariablen für die Verhaltenstherapie der Sucht

> **Merke**
> Bei wiederholter Drogeneinnahme findet eine zunehmende Sensitivierung des Belohnungssystems statt, sodass es sich immer mehr auf den Drogenkonsum fokussiert. Andere Handlungen verlieren parallel an Belohnungswert.

Einhergehend mit der Sensitivierung des Belohnungssystems fixieren sich Drogenkonsumenten auf ihren Konsum und vernachlässigen Aktivitäten, die nicht mit diesem assoziiert sind. Parallel etabliert sich das sog. Suchtschema/Suchtgedächtnis. Der Handlungsspielraum Betroffener engt sich auf den Konsum ein und Freizeitaktivitäten und Freunde bleiben nur interessant, wenn sie eine erhöhte Konsumwahrscheinlichkeit versprechen. Daher wenden sich Drogenkonsumenten von »nüchtern lebenden« Freunden ab und bauen eine Peergroup auf, die aus Konsumenten und Dealern besteht. Bei Thorsten in der Fallvignette (▶ Kap. 2) wurde das im Laufe seiner Behandlung zu einem großen Problem, da er nur noch Freunde hatte, die am Wochenende Partydrogen und unter der Woche Cannabis konsumierten. Als er sich ein alternatives drogenfreies Leben aufbauen wollte, hatte er zunächst niemanden mehr, der ihn dabei unterstützen konnte. Und da Thorsten mit Langeweile ein Problem hatte, indem diese als Trigger für Suchtdruck fungierte, war das Risiko für Rückfälle hoch, was dann ja auch zunächst eingetreten ist.

Im Belohnungssystem und in präfrontalen Hirnarealen konsolidieren sich zudem durch adaptive Vorgänge Lernmechanismen, die automatisierten und unkontrollierten Suchtmittelkonsum und Rückfallgefährdung nach Abstinenz begünstigen.

Kenntnisse über das Suchtgedächtnis bilden das Rational für verhaltenstherapeutische Therapiekonzepte mit der Cue-Exposure-Methode (Expositionstherapie). Eine erfolgreiche Therapie sollte neben der Reiz-Exposition dem Belohnungssystem zudem einen Ersatz zur Droge anbieten. Das bedeutet nicht, dass bei jeder Art von Sucht analog zur Substitutionstherapie bei Opiatabhängigkeit eine alternative Substanz kontrolliert verabreicht werden sollte. In erster Linie ist es wichtig, die Funktion/das Motiv der Sucht zu identifizieren und mit etwas zu ersetzen, das komplementär zum Suchtschema ist, d. h. die Funktion der Sucht ersetzt, jedoch langfristig nicht schädlich ist.

3.3.2 Psychologische Perspektive

Die Subgruppe intensiv konsumierender Suchtpatienten weist häufig komorbide psychische Störungen auf, die sich vermutlich bereits vor dem Konsum, also prämorbid, entwickelten. Der Konsum könnte funktional zur Affektregulation eingesetzt worden sein, um dysphorische Affektzustände zu regulieren, beispielsweise aufgrund einer Depression oder einer Persönlichkeitsstörung (Blanchard et al. 1999). Langfristig bewirkt diese Strategie meistens genau das Gegenteil, d. h. die prämorbide Symptomatik wird durch die kurzfristige Regulation langfristig aufrechterhalten oder gar verstärkt. Zudem entwickeln Betroffene durch Drogenkonsum keine funktionalen Copingstrategien für den Umgang mit der Symptomatik. Bestimmte Drogen sind darüber hinaus ätiologisch relevant hinsichtlich der Entwicklung psychischer Störungen, indem die Substanz komplex mit der Vulnerabilität für die psychische Störung interagiert. Am eindeutigsten ist die Studienlage vermutlich für die Interaktion zwischen Cannabiskonsum und Schizophrenien (z. B. Arseneault et al. 2002; Alemany et al. 2014). Die Risikogene für Schizophrenie und pathologischen Cannabiskonsum weisen diverse Überschneidungen auf, sodass für Schizophrenie vulnerable Menschen auch ein höheres Risiko haben, mit dem Cannabiskonsum zu beginnen (Hiemstra et al. 2018). Früher Konsumbeginn in der Adoleszenz ist mit erhöhtem Psychoserisiko assoziiert und ein während der Schizophrenie fortgesetzter Konsum geht mit einem ungünstigen Verlauf der Erkrankung einher. Umgekehrt erleben Betroffene durch den Konsum kurzfristig gewisse psychische Entlastung, sodass ein sich selbst aufrechterhaltendes bzw. sich verstärkendes System entsteht.

3.3 Zielvariablen für die Verhaltenstherapie der Sucht

Zur psychologischen Perspektive zählen auch *Modelle kognitiver Dysfunktionen* (Beck et al. 1997; ▶ Abb. 3.1), die suchtbegünstigende und -aufrechterhaltende Kognitionen beschreiben.

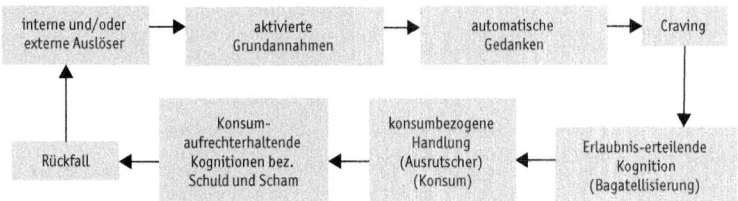

Abb. 3.1: Kognitives Modell der Sucht (modifiziert nach Beck et al. 1997, S. 51, Abdruck mit freundlicher Genehmigung von Beltz; US-amerikanische Originalausgabe: Beck et al. 1993, reprinted with permission of Guilford Press)

In diesem Sinne definieren Beck et al. (1997) *Grundannahmen*, die im Verlauf der Biografie aufgrund von prägenden Erfahrungen entstehen (z.B. »Stress kann ich nicht aushalten«). Grundannahmen werden deutlich, wenn sie in aktuellen Situationen durch Auslösereize (z.B. Kündigung) getriggert werden. Dann aktivieren sie sogenannte *automatische Gedanken*, z.B. »ich muss sofort einen Schnaps trinken«. Daher schließen Therapeuten durch die Analyse automatischer Gedanken auf zugrunde liegende Grundannahmen. Wenn nach belastenden automatischen Gedanken Craving resultiert, muss sich der Betroffene noch die *Konsum-Erlaubnis erteilen* (wenn es nicht gelingt, den Suchtdruck zu kontrollieren), beispielsweise durch die bagatellisierende Kognition »ist doch kein Problem, danach höre ich einfach auf«, oder »ein Schnaps ist kein Schnaps«.

Nach erfolgtem einmaligem Konsum ist allerdings noch nicht von einem Rückfall zu sprechen (▶ Kap. 3.12.1), wie es anschaulich die Orchester-Metapher verdeutlicht: *Entscheidend ist nicht der falsche Ton* (= Ausrutscher), *den das Orchester spielt, sondern die Töne, die es nach dem falschen Ton spielt*, oder die Boxer-Metapher: *Der Kampf ist erst zu Ende, wenn der Boxer nach einem Niederschlag* (= Ausrutscher) *liegen bleibt* (= weiter konsumieren) (▶ Kap. 3.12.2 »Metaphern in der Suchtbehandlung«). Aus einem einmaligen Ausrutscher wird erst dann ein Rückfall, wenn Betroffene nicht zur Abstinenz zurückkehren. Dies begünstigen in der Regel weitere kognitive Stile. Suchtpatienten bagatellisieren oder katastrophisieren an dieser Stelle häufig, z. B. »jetzt hat das ja alles keinen Sinn mehr, ich schaffe es nie, abstinent zu bleiben«.

3.3.3 Soziale/umweltbezogene Perspektive

Bei der Betrachtung sozialer und umweltbezogener Aspekte sind Peergroup-Phänomene hinsichtlich ihrer Bedeutung und Funktion für das Suchtverhalten relevant. So wird Alkohol oder Cannabis zunächst meistens in Gruppen, auf Festen oder privat bei Freunden konsumiert. Der Konsum kann dabei die Funktion der Zugehörigkeit zur Gruppe erfüllen. Gerade Jugendliche mit geringem Selbstwertgefühl und -bewusstsein können im Drogengebrauch einen Weg sehen, um Anerkennung zu erfahren. Ebenso kann Schüchternheit durch Substanzkonsum verringert werden. Unter Jugendlichen ist es keine Seltenheit, dass bestimmte Freundeskreise primär das Cannabisrauchen als Gemeinsamkeit aufweisen und entsprechend ihre hauptsächliche Zeit konsumierend verbringen. Jugendliche, die den Konsum beenden, können in der Folgezeit oft nicht mehr viel mit den ehemaligen Freunden anfangen und langweilen sich bei deren Art, die Freizeit zu gestalten, so wie es Thorsten in der Fallvignette erging (▶ Kap. 2). Darin steckt ein ziemliches Problem für die Therapie. Denn wenn mit Abstinenz gleichzeitig das Ende von Freundschaften assoziiert ist, muss auf der anderen Seite viel entgegengesetzt und kompensiert werden, um die entstehende Leere zu kompensieren.

> **Merke**
> Drogenkonsum in der Funktion, eine soziale Gruppe zusammenzuhalten, ist im Rahmen der Therapie schwierig. Denn mit Abstinenz geht gleichzeitig der Verlust der Bezugsgruppe einher.

3.3.4 Strukturelle, funktionale und Verlaufsaspekte

Die einzelnen Elemente der bio-psycho-sozialen Perspektive werden in unterschiedlichen Ansätzen, die entweder strukturelle, funktionale und Verlaufsaspekte betonen, in unterschiedlichem Ausmaß integriert.

Strukturelle Ansätze

Strukturelle Ansätze differenzieren suchtbegünstigende Einflussfaktoren und schützende Resilienzfaktoren, jeweils hinsichtlich der Person, der Droge und der Umwelt.

Personale Einflussfaktoren sind z.B. die genetische Disposition, kognitive Schemata, prägende Kindheitserfahrungen, Traumata, Persönlichkeitseigenschaften etc.

Spezifika der Drogen sind deren Pharmakodynamik und -kinetik, Charakteristika der Rauschwirkung, die Art des Entzugs etc.

Umweltfaktoren sind die Familie, die Peergroup, die Verfügbarkeit der Droge, die Art der Integration in die Gesellschaft, Schichtzugehörigkeit, Zufriedenheit mit dem Beruf etc. Zu Schutzfaktoren zählen ein gesundes soziales Umfeld, enge soziale Bindungen, finanzielle Ressourcen etc. Selbstverständlich müssen die genannten Schutzfaktoren sehr differenziert betrachtet werden, denn sie tragen nicht per se zur Resilienz bei. So können finanzielle Ressourcen auch zum Problem werden, wenn sie bei hoher Verfügbarkeit einer Droge gänzlich zu deren Beschaffung eingesetzt werden. Und enge Bezugspersonen können dann ein Problem darstellen, wenn sie selbst Drogen konsumieren oder gar verkaufen.

Strukturelle Ansätze bilden die Basis für Strukturgleichungsmodelle zur differenzierten Aufklärung von Varianz einer Suchtentwicklung (Küfner et al. 2020).

Funktionale Ansätze

Funktionale Ansätze differenzieren auf den drei Analyseebenen »bio-psycho-sozial« jeweils positive und negative Kontingenzen, die das Konsumverhalten beeinflussen. Das Belohnungssystem verbindet beispielsweise bestimmte positive Erwartungen mit dem Konsum und dem Suchtdruck, während der präfrontale Kortex die Kontrolle aufsteigender Impulse reguliert. Wenn seine inhibierende Funktion geschwächt ist, beispielsweise im Rahmen einer Impulskontrollstörung, begünstigt das die Suchtentwicklung. Jede psychoaktive Substanz führt zudem zu eigenen neurophysiologischen Adaptionsprozessen im Gehirn, die mit Toleranzentwicklung und Entzug bei Abstinenz assoziiert sind (Küfner et al. 2020).

Verlaufsaspekte

Verlaufsaspekte differenzieren individuelle Einflussfaktoren, die nach Küfner et al. (2020) drei zeitlichen Entwicklungsphasen zugeordnet werden:

- Zeit des Erstkonsums: Soziale Einflüsse sind relevant, wie der eigene alkoholkranke Vater oder eine Peergroup, in der Cannabis konsumiert wird. Ferner sind Entwicklungsfaktoren bedeutsam, wie die neurophysiologische Reife, affektive Regulationsfähigkeit und dysfunktionale Sozialisation.
- Phase der Gewöhnung: Neurobiologische Adaptionsprozesse sind bedeutsam. Aber auch psychosoziale Kontingenzen führen zu einer Aufrechterhaltung des Konsums und damit langfristig zur Sucht.
- Abhängigkeitsphase: Geringe Problemlösekompetenzen, mangelnde Stresstoleranz und dysfunktionale Grundannahmen erklären die Aufrechterhaltung des Konsumverhaltens und damit der Sucht.

Eine weitere Verlaufstypologie differenziert nach Cloninger (1987) zwischen Typ A und Typ B. Typ A repräsentiert einen frühen Konsumbeginn in Kindheit oder Adoleszenz inklusive einer ungünstigen Prognose. Typ B beginnt später mit dem Konsum (mit ca. 24 Jahren) und hat eine günstigere Prognose.

3.4 Setting

Langfristig erfolgreiche Suchttherapie bedarf einer langfristig angelegten ambulanten Psychotherapie mit oder ohne pharmakologische Begleittherapie. Häufig muss der ambulanten Behandlung jedoch eine stationäre Therapiephase vorgeschaltet werden.
Es gibt mehrere Gründe für einen stationären Therapiebeginn:

1. Entgiftung beschreibt die erste Therapiephase, in welcher der Organismus von der Substanz befreit, d.h. entgiftet wird. Diese erfolgt häufig stationär, was jedoch nicht zwangsläufig sein muss. Es gibt Patienten, die einen ausreichenden Willen sowie ausreichende Fähigkeiten zur Selbstkontrolle mitbringen, um die Entgiftung ambulant zu bewältigen. Dann kann die Substanz allmählich in kleinen Schritten heruntergedosiert werden. Selbst bei Opiat- oder Benzodiazepinabhängigkeit kann dies derart erfolgen, obschon dies in der Praxis eher selten vorkommt. Wenn die Entgiftung jedoch mit der Gefahr körperlicher Entgleisungen assoziiert ist, wie z.B. bei Alkoholsucht, die potenziell mit der Gefahr von Krampfanfällen einhergehen kann, ist eine stationäre Entgiftung häufig indiziert. Oder aber die Betroffenen sind nicht in der Lage, ausreichende Selbstkontrolle aufzubringen, um im Alltag der Versuchung des Konsums zu widerstehen. Auch hier muss die Entgiftung stationär erfolgen.
2. Formales Kriterium der Krankenkasse: Eigentlich gilt es für die ambulante Therapie, dass betroffene Patienten innerhalb der

ersten Sitzungen konsumfrei sind. Andernfalls soll eine stationäre Phase vorangeschaltet werden. Hier besteht ein Konflikt zwischen einerseits einer historisch gewachsenen formalen Regelung und andererseits Erkenntnissen der modernen Suchttherapie, die Vorteile einer ambulanten Entgiftung in den Vordergrund stellen. Ein Vorteil ambulanter Entgiftung ist beispielsweise, dass Betroffene nicht aus ihrem alltäglichen Umfeld herausgerissen werden und somit noch einen Alltag aufrecht halten können, der stabilisierende Funktionen für Betroffene hat. Neben der unter Punkt a) genannten Fähigkeit zur Selbstkontrolle sollte als weiteres Kriterium für die Entscheidung die Art des sozialen Umfelds betroffener Patienten herangezogen werden. Wenn beispielsweise kein »gesunder Alltag« existiert, sondern der Alltag vollständig um das Konsumverhalten herum strukturiert ist, dürfte es unrealistisch sein, innerhalb dieses Umfelds eine Entgiftung erfolgreich durchzuführen. Wenn jedoch noch ein einigermaßen funktionaler Alltag existiert, Betroffene berufstätig sind und Freunde haben, die keine Drogen konsumieren, dann kann es umgekehrt ungünstig sein, Betroffene zur Entgiftung aus diesem Umfeld herauszunehmen.
3. Der zuletzt genannte Aspekt gilt nicht nur für eine Entgiftung. Auch die langfristige Behandlung der Sucht im Anschluss an die Entgiftung kann mitunter zu Beginn sinnvollerweise stationär erfolgen. Wenn Patienten nicht über ausreichende Kompetenzen verfügen, um sich und ihren Suchtdruck zu regulieren, dann ist eine intensivere Betreuung aus sicherer Distanz zu dem gewohnten Umfeld zunächst empfehlenswert. Wenn die Patienten es geschafft haben, im stationären Setting die ersten Wochen abstinent ihre Tage zu gestalten, dann kann in der Schlussphase der stationären Therapie der Übergang in die langfristige ambulante Therapie geplant werden. Je akribischer die ersten ambulanten Tage vorstrukturiert werden, umso höher ist dann die Wahrscheinlichkeit, dass der Übergang gut funktioniert. Wichtig ist, dass keine Langeweile aufkommt oder längere Zeiten, in denen Patienten nicht wissen, was sie tun könnten. Sonst steigt wieder das Konsumrisiko. Beispielsweise kann für die ersten zwei Wochen eine

Art Stundenplan erstellt werden, der für jeden Tag den Vormittag, Nachmittag und Abend mit einem ausgeglichenen Programm versieht. Darüber hinaus ist das Erstellen eines Krisen- und Notfallplans hilfreich, um unvorhergesehenen riskanten Episoden mit entsprechenden Kompetenzen begegnen zu können. Und es ist nun einmal ein Charakteristikum von Alltag, dass er nicht vollständig planbar ist. Zusammenfassend kann ein stationärer Beginn somit hilfreich sein, um die Abstinenz einzuleiten, die ambulante Therapie sowie die ersten Wochen in »Freiheit« im Voraus zu strukturieren. Wichtig ist es darüber hinaus, dass möglichst wenig Zeit vergeht zwischen der stationären Behandlung und der ambulanten Therapie. Aufgrund üblicher Wartezeiten sollte daher bereits zu Beginn des stationären Aufenthaltes der Kontakt zur Weiterbehandlung eingeleitet werden.

3.5 Grundpositionen

In der modernen kognitiven Verhaltenstherapie (KVT) lassen sich im Wesentlichen zwei Positionen differenzieren.

Zum einen die *störungsübergreifenden Ansätze* mit Klaus Grawe (1998, 2004) als prominentem Vertreter. Grawe fokussiert die individuelle Bedürfnislage von Patienten anstelle ihrer nosologischen Kategorie in Form einer ICD-Diagnose. Bei den relevanten Bedürfnissen handelt es sich im Wesentlichen um *vier empirisch abgesicherte Grundbedürfnisse:*

1. Kontrolle,
2. Lustgewinn,
3. Bindung,
4. Selbstwerterhöhung.

Andere Ansätze, die sich an Grawes Konzeption orientieren, definieren teils weitere Bedürfnisse (vgl. Young et al. 2008) oder betonen als zusätzliche Perspektive eine stärkere Orientierung an den Alltagsnöten der Patienten und ihren »real gegebenen Problemen« (Fiedler 2016). Therapeuten sollten demnach mehr auf die »komplexen Lebenslagen, zwischenmenschlichen Konflikte, alltäglichen Stressoren sowie realen Sorgen und Befürchtungen« ihrer Patienten achten (ebd., S. 307). Einig sind sich Vertreter störungsübergreifender Ansätze, dass psychische Störungen das Resultat von verletzten Bedürfnissen sein können bzw. dass diese einen relevanten Anteil an der Ätiologie psychischer Störungen haben. Grawe (2004) spricht von *Inkongruenz* als wichtigste Ursache psychischer Störungen, die er als Diskrepanz zwischen Bedürfnissen und dem Ausmaß ihrer realen Befriedigung definiert.

Die zweite Perspektive vertritt *störungsorientierte Therapieprogramme,* die manualisierte Konzepte für einzelne Diagnosegruppen formulieren. Dies rechtfertigt sich insbesondere bei schweren psychischen Störungen bzw. bei schwerer Symptombelastung. Denn schwere Symptomatik kann wie ein Gleichmacher wirken, der die individuellen Unterschiede zwischen verschiedenen Patienten einer Diagnose verschleiert. Entsprechend geht mit ansteigender Suchtschwere eine umso geringere interindividuelle Diversifikation bei Patienten einher. Sie sind sich bei hoher Symptomlast also relativ ähnlich, präsentieren ein hohes Ausmaß an Gemeinsamkeiten. Die individuellen Persönlichkeitsmerkmale und die individuelle Bedürfnislage treten bei ausgeprägter Suchtproblematik zunächst in den Hintergrund. Es ist zudem nur schwer möglich, mit schwer suchtkranken Patienten eine bedürfnisorientierte Arbeit zu leisten, da sie überhaupt keinen Bezug zu ihren Grundbedürfnissen finden, d. h., sie sind von ihrer Motivlage entfremdet (alieniert). Diese relative Ähnlichkeit akut süchtiger Patienten rechtfertigt die symptomorientierte therapeutische Arbeit mittels evidenzbasierter Interventionen. Eine ausschließlich störungsorientierte Therapie bedient sich jedoch eines Konstrukts psychischer Störungen, welches angesichts der komplexen individuellen Realitäten von Patienten nur reduktionistisch sein kann. Denn mit fortschreitender Symptomreduktion erhöht sich allmählich die interindividuelle Diversifikation der Patienten, indem Merkmale der Persönlichkeit und ihre jeweilige Bedürfnis- bzw. Motivlage in den Vordergrund treten. Es wird zunehmend schwerer, der Heterogenität und Komplexität der Patienten (trotz gleicher Diagnose) mit rein symptomorientierten Interventionen gerecht zu werden.

Dass reine Symptomreduktion kein ausreichendes Therapieziel ist, zeigen mittlerweile diverse empirische Studien. Und Vertreter störungsspezifischer Ansätze erkennen allmählich den Bedarf an der Integration von Maßnahmen zur Erhöhung der individuellen Lebensqualität. So hat sich wiederholt herausgestellt, dass Symptomreduktion lediglich bis zu einem bestimmten Punkt mit besserer Lebensqualität korreliert ist. Danach verbessert sich die subjektive Lebensqualität nicht dadurch, dass weiterhin Symptome reduziert werden (Vauth 2012). Bei Schizophrenien zeigte sich, dass trotz residualer Symptomatik eine gute Lebensqualität erreicht werden kann (ebd.). Und umgekehrt zeigte sich bei Borderlinepatienten, dass erreichte Symptomreduktion, solange sie alleiniges Therapieziel ist, sogar mit einer Verschlechterung der sozialen Integration und der subjektiven Lebensqualität assoziiert sein kann (Gunderson et al. 2011; Zanarini et al. 2010, 2013). Bei Suchtpatienten ist dies insofern anders, als viele Betroffene nicht kontrolliert konsumieren können. Diese Patienten müssen zwangsläufig eine vollständige Abstinenz erreichen. Dennoch ist Abstinenz nicht gleichzusetzen mit einer befriedigenden Lebensperspektive. Umgekehrt ist eine unbefriedigende Lebensgestaltung ein Risikofaktor für erneutes Suchtverhalten. Die Psychotherapie der Sucht kann hier übrigens viel von ihrem pharmakotherapeutischem Pendant lernen. Denn es ist das ausgesprochene oberste Therapieziel einer Substitutionsbehandlung Opiatabhängiger, dass sie eine möglichst hohe Lebensqualität erreichen.

Die beiden Domänen der Symptomatik der Sucht einerseits und Bedürfnisorientierung und Lebensqualität andererseits hängen zudem aus einer ätiologischen Perspektive stark voneinander ab.

Denn mit der Fokussierung auf unbefriedigte Grundbedürfnisse wird gleichzeitig auch ein relevantes Merkmal in der Ätiologie der Sucht behandelt. Chronisch deprivierte Grundbedürfnisse gehen mit einer Störung der Stressregulation einher, und Sucht hat in vielen Fällen die Funktion der Regulation von Stresserleben, wenn alternative »gesunde« Stressregulationsmechanismen nicht mehr greifen. Der Substanzkonsum kann dann als eine Art der Affektregulation bzw. Stressregulation verstanden werden.

Die Grundlage pathogen wirkender Inkongruenzerfahrungen liegt häufig in der Kindheit, indem Kinder wiederholt die Erfahrung machen, dass sich primäre Bezugspersonen nicht um ihre Bedürfnisse kümmern, ganz gleich, was sie auch tun. Sind jegliche Versuche zur Herstellung von Kongruenz vergeblich, verbleibt ein Gefühl der Ohnmacht und des Kontrollverlusts. Daraus können *dysfunktionale emotionale und kognitive Schemata* entstehen, im Sinne von neuronal gebahnten und weitgehend automatisiert ablaufenden Netzwerkstrukturen, die durch Trigger aktiviert werden können und bestimmte schemaassoziierte Verhaltenskonsequenzen auslösen. Ein solches Schema kann z. B. beinhalten, dass die Welt ein gefährlicher Ort ist und man sich niemals öffnen darf, wenn man nicht verletzt werden möchte. Die mit der Schemaaktivierung einhergehenden emotionalen Reaktionen sowie Verhaltensmuster dienen dem Schutz der Person vor Verletzungen ihrer Bedürfnisse. Dabei ist die Bedeutung von Bedürfnissen, die in der Kindheit chronisch verletzt wurden, dauerhaft bis ins Erwachsenenalter hochreguliert. Das positive an dieser Konzeption ist, dass die typischen und teils kindlich anmutenden Problemverhaltensweisen frühkindlich traumatisierter Patienten unterschiedlichster diagnostischer Zuordnungen (z. B. Persönlichkeitsstörungen, Essstörungen, rezidivierende Depressionen u. v. m.) aus einer Ressourcenperspektive als Ergebnis kindlicher Schemata aufgefasst werden können, die einst sinnvolle Überlebensstrategien darstellten. Prägende Inkongruenzerfahrungen verursachen parallel zur Schemagenese persistierende funktionelle Veränderungen im Gehirn, insbesondere der Amygdala- Aktivität. Diese Hirnstruktur, auch als Angst- und Stresszentrum bezeichnet, leitet als Folge mangelnder Bedürfnisbefriedigung eine Stressreaktion in Form von gesteigerter Aktivierung ein (Berking und Znoj 2007). Zudem erfolgt eine dauerhafte Hochregulation des neurotoxischen Stresshormons Cortisol, welches in mehreren Hirnarealen wie dem präfrontalen Kortex und dem Hippokampus schädliche Veränderungen verursacht. Da diese Regionen im Rahmen der Emotionsregulation auf komplexe Weise mit limbischen Strukturen interagieren, verbleibt eine dauerhafte Störung dieser Funktionsbereiche.

Die defizitäre Stressregulation erhöht in der Folge das Risiko für den Konsum psychoaktiver Substanzen und ist damit ätiologisch relevant für Abhängigkeitserkrankungen.

3.6 Formale Struktur des Therapieprozesses

Der hier vorgestellte therapeutische Ansatz wird der modernen KVT insofern gerecht, als er die beiden Perspektiven der Symptomorientierung und Bedürfnisorientierung bzw. Lebensqualität integriert. Es wird störungsspezifisch an den Symptomen der Sucht gearbeitet und darüber hinaus an der Entwicklung einer sinnstiftenden und mit Grundbedürfnissen kongruenten Lebensperspektive. Die beiden Ansätze werden also nicht als konkurrierende, sondern als sich ergänzende Vorgehensweisen betrachtet.

Die drei Phasen des nachfolgend präsentierten Suchttherapiekonzepts sind angelehnt an Schnell (2014; ► Abb. 3.2):

1. *Therapiebeginn:* Er entspricht dem klassischen Anfang jeder Psychotherapie. Es geht um die Problemdefinition, eine genaue Diagnostik, die Ableitung eines individuellen Störungsmodells, die Vermittlung der Diagnose, Psychoedukation sowie die Formulierung von Therapiezielen.

3 Grundzüge der Verhaltenstherapie der Sucht

2. *Störungsorientierte Phase:* Hier steht die Behandlung der suchtspezifischen Symptomatik mittels evidenzbasierter Interventionen im Vordergrund.
3. *Individuelle bedürfnisorientierte Phase:* Hier geht es um die Identifizierung von Inkongruenzen zwischen Bedürfnissen und realer Lebensführung, um die Herstellung von Kongruenzerfahrungen sowie generell um die Erhöhung der subjektiven Lebensqualität.

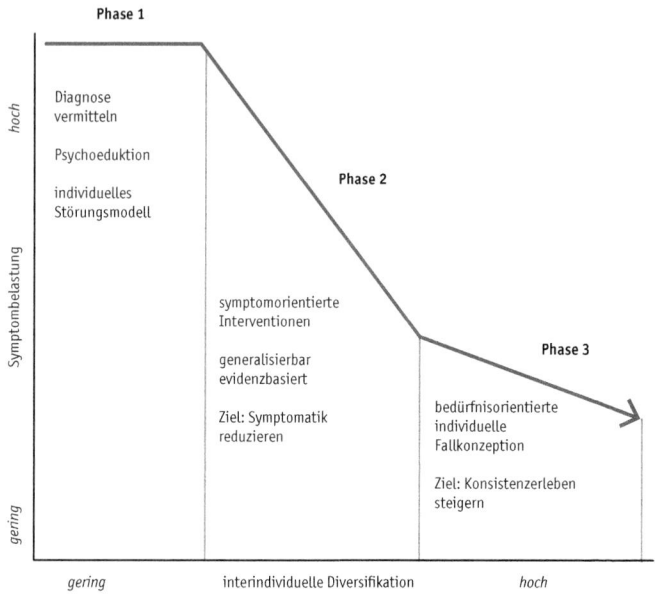

Abb. 3.2: Phasen der ambulanten Psychotherapie (Schnell 2014, S. 7, reprinted by permission from Springer: »Moderne kognitive Verhaltenstherapie bei schweren psychischen Störungen« by Thomas Schnell © 2014)

3.7 Therapeutische Beziehung

Die humanistischen Elemente der suchttherapeutischen Beziehungsgestaltung werden häufig mit dem Element des Motivational Interviewing (MI) in Verbindung gebracht. Sie ist aber mehr als nur eine MI-Strategie. Denn auch in der kognitiven Therapie der Sucht nach Beck et al. (1997) finden sich entsprechende Prinzipien, und Gleiches gilt für das Skillstraining in Anlehnung an die Dialektisch-Behaviorale Therapie (DBT, Linehan 1996). Die verschiedenen Ansätze, die nachfolgend zu einem Gesamtkonzept integriert werden, korrespondieren gut miteinander und ergänzen sich teils sinnvoll durch jeweilige Spezifika. Sie betonen die therapeutische Beziehung auf Augenhöhe, eine partnerschaftliche und kollaborative Zusammenarbeit, und integrieren damit eine humanistische Grundhaltung in die Behandlung. Das ist von daher wichtig, als es für Patienten verwirrend wäre, wenn innerhalb eines komplexen Therapiekonzepts unterschiedliche Beziehungsangebote unterbreitet würden. Das MI enthält zwar einige zusätzliche Spezifika, die in den anderen Therapieansätzen nicht vorgesehen sind. Aber es steht nicht in einem Konflikt, sondern lässt sich kombinieren.

> **Merke**
> Die einzelnen Elemente der verhaltenstherapeutischen Suchtbehandlung sind hinsichtlich ihrer jeweiligen Beziehungsgestaltung kongruent. Sie kann als modulare Beziehungsstruktur bezeichnet werden, indem es basale Grundmodule der Beziehungsgestaltung gibt, die in allen Interventionen gelten (z. B. kollaborative Grundhaltung). Darüber hinaus gibt es spezifische Beziehungsmodule, die nur für spezifische Interventionen gelten, aber nicht mit den Basiskompetenzen in Konflikt stehen. So kann ein differenziertes Gesamtkonzept für die therapeutische Beziehung in einem komplexen Therapieansatz realisiert werden.

DBT und MI betonen eine bedingungslose Akzeptanz ihrer Patienten. Akzeptanz wird durch Validierung vermittelt, was bedeutet, dass dysfunktionales Verhalten und Erleben immer nachvollzogen werden kann: durch biografische Prägungen, aktuell vorherrschende Denkweisen und Schemata oder durch die Möglichkeiten, die dem Patienten in der von ihm geschilderten Situation zur Verfügung standen. »Nachvollziehen« ist jedoch nicht mit »gutheißen« gleichzusetzen, und dysfunktionales Verhalten soll selbstverständlich auch aus einer validierenden Perspektive heraus verändert werden (vgl. Lüdecke et al. 2015). Zwar gibt es keine Studien zu Auswirkungen des Validierens, es wird dennoch angenommen, dass es förderlich für die Qualität der Beziehung zu Patienten ist und sekundär deren Veränderungsbereitschaft erhöht, indem Reaktanz vermindert wird, wenn sich Patienten sicher und verstanden fühlen.

Suchttherapeuten validieren Konsummuster, psychosoziale Schwierigkeiten in Beruf und Familie, Rückfälle, suchtassoziiertes Verhalten und verurteilen nicht. Natürlich können die Vor- und Nachteile von Problemverhalten gegenübergestellt werden. Der Suchttherapeut beginnt aber nicht, die Vorteile der Abstinenz aktiv anzupreisen und den Patienten zu überreden. Stattdessen kann er das Verhalten des Patienten nachvollziehen; entweder aufgrund seiner Biografie oder aktueller situativer Bedingungen, wodurch sich der Patient verstanden fühlt. Das wird im MI als grundlegende Bedingung dafür betrachtet, dass sich Patienten für eine Verhaltensänderung entscheiden. Jedes aktive Drängen führt dagegen zu einer Gegenreaktion, Reaktanz gegenüber Veränderung. Und bei aller Validierung ist Veränderung in der Suchtbehandlung natürlich das primäre Ziel.

Neben der humanistischen Perspektive des MI betonen die kognitive Therapie und das Skillstraining einen zusätzlichen Aspekt – sodass eine dialektische Beziehungsstruktur resultiert, wie sie aus der DBT für Patienten mit Borderlinestörungen bekannt ist. Der dialektische Gegenpol zur bedingungslosen Wertschätzung und Akzeptanz ist das aktive Setzen von Grenzen, wenn beispielsweise therapeutische Grundregeln ausgehebelt werden (z. B. nicht betrunken Therapien absolvieren) oder beim Widerstehen von Vereinnahmungen durch den Patienten (Beck et al. 1997). Suchtpatienten sind mitunter Meister der Manipulation, ähnlich wie es von einigen Persönlichkeitsstörungen bekannt ist. Sachse et al. (2011) spricht in diesem Kontext von intransparentem Spielverhalten. Patienten mit Persönlichkeitsstörungen setzen dies häufig (unbewusst) ein, um ihr Gegenüber zur Befriedigung zentraler Beziehungsmotive zu bewegen. Suchtpatienten können Interaktionspartner hinsichtlich ihrer Suchtmotive funktionalisieren. Beispielsweise gelingt es ihnen immer wieder erstaunlich gut, von diversen Bekannten hohe Summen Geld zu leihen, selbst wenn die Bekannten rational betrachtet wissen, dass dies unvernünftig ist und ein Risiko besteht, das Geld erst einmal nicht zurückzubekommen. Therapeuten können von Suchtpatienten funktionalisiert werden, sich mit ihnen gegen den Bewährungshelfer zu solidarisieren (Beck et al. 1997). Solidarität mit Patienten ist zwar ein wichtiges Prinzip. Allerdings darf sich der Suchttherapeut nicht im Dienste der Sucht solidarisieren. Therapeuten und ihre Patienten sollten sich als Partner verstehen, die gemeinsam den Kampf gegen die Sucht aufnehmen. Falls Patienten also im Modus des aktivierten Suchtschemas agieren, sollten sich Therapeuten distanzieren. Suchtpatienten ihre Manipulation vorzuwerfen, sollte zumindest zu Beginn der Therapie vermieden werden. Analog zur Therapie von Persönlichkeitsstörungen müssen teils implizit repräsentierte Schemata erst geklärt und expliziert werden. Parallel kann im Sinne der Partnerschaftlichkeit und Solidarität versucht werden, die funktionalen Anteile des Patienten zu aktivieren, damit diese die dysfunktionalen Anteile der Sucht inhibieren.

Falls sich der Therapeut nicht im Sinne der Sucht seines Patienten funktionalisieren lässt, wird ihm dies möglicherweise vorgeworfen – z. B. als fehlende Kooperation und Vertrauensbruch fehlattribuiert. Das muss vom Behandler ausgehalten werden und ist ein Grund, weshalb Suchtpatienten als interaktionell schwierig gelten.

Auf der anderen Seite ist es umso wichtiger, dass der Behandler immer dann, wenn sein Patient im funktionalen Modus handelt und argumentiert, maximal empathisch und wertschätzend ist. Mit dem Patienten sollte, wenn dieser im funktionalen Modus ist, zudem geklärt werden, dass es kein Vertrauensbruch durch den Behandler ist, wenn er sich nicht mit aktivierten Suchtmechanismen des Patienten solidarisiert. Somit besteht eine kollaborative und partnerschaftliche Allianz durchgehend und auch dann noch, wenn sich der Behandler gegen dysfunktionale Schemaaktivierungen stellt und abgrenzt. Die Allianz geht der Therapeut mit den funktionalen Anteilen des Patienten ein.

Es kann zusammenfassend von einer dialektischen Beziehungsgestaltung gesprochen werden, ähnlich wie in der DBT für Borderline-Persönlichkeitsstörungen, jedoch mit spezifischen Modifikationen für die Suchtthematik (▶ Abb. 3.3).

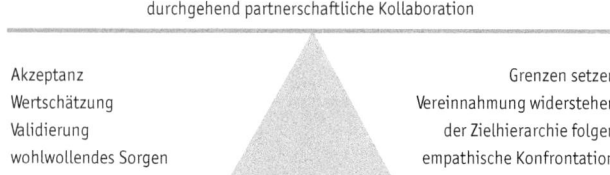

Abb. 3.3: Wippenmodell für die dialektische Beziehungsgestaltung in der Suchtbehandlung (modifiziert nach Schnell 2014, S. 67, adapted by permission from Springer: »Moderne kognitive Verhaltenstherapie bei schweren psychischen Störungen« by Thomas Schnell © 2014)

Ein Hinweis noch für die Arbeit in der Psychoedukation. Es gelten auch hier die allgemeinen Grundregeln der therapeutischen Beziehungsgestaltung, d. h. Empathie, Glaubwürdigkeit, Akzeptanz, echtes Interesse am Patienten signalisieren, Kompetenz und Hoffnung vermitteln, Verlässlichkeit und Konstanz. In der Psychoedukation besteht immer wieder die Gefahr, dass Therapeuten in den »Lehrermodus« geraten und im Stile eines Frontalunterrichtes erklären, was gut und was schlecht ist. Wichtig ist, sich selbst diesbezüglich sensibel zu beobachten und ggf. wieder zurückzukehren zum Teamgedanken. Übrigens ist es explizit nicht notwendig, dass Therapeuten, die Psychoedukation anbieten, selbst Erfahrungen mit Drogenkonsum haben (was Patienten mitunter anmerken). Sinnvoll ist es stattdessen,

3.7 Therapeutische Beziehung

ehrliches Interesse an den Erfahrungen der Patienten zu signalisieren, sich also genau beschreiben zu lassen, wie sich die Patienten verhalten und was sie erleben. Der Expertenstatus der Therapeuten begründet sich also nicht durch eigene Drogenerfahrung. Diese übernehmen die Patienten, die als Experten dafür, wie Drogen wirken und wie die psychotische Symptomatik akut darauf respondiert, ernst genommen werden sollten. Therapeuten sind Experten für Methoden der Verhaltensänderung und haben Kenntnis der wissenschaftlichen Befunde zum Thema.

3.7.1 Beziehungsgestaltung in Abhängigkeit von motivationalen Stadien sowie interaktionellen Motiven

Zunächst gilt, die therapeutische Beziehung stets in Abhängigkeit von der aktuellen Änderungsmotivation der Patienten zu gestalten. Wichtig ist dabei, die hohe Instabilität motivationaler Zustände zu beachten. Sinnvollerweise exploriert der Therapeut zu Beginn jeder Therapiestunde den aktuellen Grad der Änderungsmotivation seiner Patienten. Dies ist kein großer Aufwand, sondern kann in die wöchentliche Besprechung der Tagebuchkarten einfließen, indem die aktuelle Veränderungsbereitschaft in Form des Skills »Entscheidung für einen neuen Weg« (▶ Kap. 3.9.2) von Patienten täglich eingestuft wird. So sehen Therapeuten direkt, wie sehr die Patienten aktuell hinter den Therapiezielen (im Sinne des »neuen Wegs«) stehen und zudem, wie stabil die Motivation im Verlauf der letzten Woche war. Nach Prochaska und DiClemente (1986) schwankt die Änderungsmotivation zwischen Phasen fehlender Motivation über Ambivalenz bis hin zur konkreten Änderungsmotivation inklusive entsprechender Handlungen. Die klinische Erfahrung lehrt, das Beziehungsangebot bei Patienten mit fehlender oder geringer Änderungsmotivation wenig konfrontativ und wenig direktiv zu gestalten. Ein Insistieren auf Argumenten für Verhaltensänderung kann Reaktanz erzeugen, wenn sich Patienten in die Enge getrieben fühlen. Sie verteidigen und rechtfertigen sich und entwickeln eher Argumente *für* das bisherige Problemverhalten. Sobald beim Patienten jedoch Ambivalenz spürbar wird, kann zunehmend konfrontativer gearbeitet werden.

Bei einigen abhängigen Patienten dient der Substanzkonsum zudem der Regulation interaktioneller Bedürfnisse. Drogenkonsum kann beispielsweise fehlende Bindungserfahrungen kompensieren oder mehr Selbstwertgefühl suggerieren. In solchen Fällen kann der Therapeut sein Beziehungsangebot im Sinne einer *motivorientierten Beziehungsgestaltung* ausrichten. Der Patient erlebt dadurch im Rahmen der Therapie eine befriedigende Beziehungserfahrung. Selbstverständlich entfällt dadurch nicht automatisch der Bedarf des Substanzkonsums, insbesondere wenn eine Abhängigkeit besteht, die mit der Zeit eine Eigendynamik entwickelt. Dennoch stellt dieses Beziehungsangebot einen wichtigen Aspekt neben weiteren dar. Bei Opiatabhängigkeit wird beispielsweise postuliert, dass der Opiatkonsum aus einem frustrierten Bindungsbedürfnis heraus erfolgen könnte. Bindung wird neurobiologisch u.a. über das endogene Opiatsystem vermittelt, weshalb sich heroinabhängige Patienten häufig selbst genügen. Entfällt der Heroinkonsum, stellt sich aber auch das Bedürfnis nach Bindung wieder ein, und dann kann die Beziehung zum Therapeuten entsprechend wichtig werden.

Dass sich ähnliche Mechanismen auch bei cannabisabhängigen Patienten finden lassen, darf in Bezug auf Einzelfälle vorsichtig angenommen werden.

3.8 Therapiephase 1: Vom Erstkontakt zur Zieldefinition

3.8.1 Erstkontakt

Der erste Eindruck ist besonders wichtig. Daher sollte der Therapeut darauf achten, kompetent, freundlich und vor allem nicht zu konfrontativ fordernd aufzutreten. Auch das Klären von »Spielregeln« in einer Therapie hat Zeit bis zum nächsten Mal, es sei denn, der Patient fragt aktiv danach. Der Patient muss sich seiner Freiheit bewusst sein, d. h., er kann hier etwas an sich verändern, der Therapeut hilft gerne dabei. Er muss aber nichts verändern, er kann jederzeit wieder gehen, keiner zwingt oder drängt ihn (abgesehen von Fällen mit richterlichen Auflagen). Je ungezwungener das Setting, desto wahrscheinlicher ist es, dass Patienten Vertrauen fassen.

Themen für das Erstgespräch: Inhaltlich sind die folgenden Themen für die Exploration zu Therapiebeginn wichtig (angelehnt an Hoch et al. 2011):

- Gründe und Motive für das Aufsuchen der Therapie
- Erstkontakt mit Alkohol/Drogen und Erfahrungen damit im weiteren Verlauf
- Konsummuster (Häufigkeit, Frequenz, Konsumform)
- konsumfreie Zeiten und wie das funktioniert hat
- Gründe, nach konsumfreien Zeiten wieder anzufangen
- Erfahrungen mit anderen Drogen außer der primär berichteten Hauptdroge
- allgemeine psychische Gesundheit
- andere psychische Störungen
- Beziehungen zwischen komorbiden psychischen Störungen (Funktionen klären)
- Art von und Erfahrungen mit Vorbehandlungen

- allgemeine Lebenssituation: Partnerschaft, Beruf, Lebensziele, Lebensphilosophie
- Freizeitgestaltung und Ressourcen
- wichtige Bezugspersonen und deren Haltung gegenüber dem Substanzkonsum
- Konflikte mit dem Gesetz und richterliche Auflagen erfragen

Es ist aber nicht zu empfehlen, bereits im Erstgespräch mechanisch die genannten Themen abzufragen. Lediglich, wenn Patienten lieber den Therapeuten strukturieren lassen, dann liefern die Themen eine gute Orientierung. Patienten sollten aber erst einmal jede Freiheit haben, von sich und ihren Motiven, heute hier zu sein, zu berichten. Dabei ist ein offenes Ohr für die wichtigen Themen aber günstig, um im Verlauf auf bestimmte Aspekte bewusst zurückzukehren und diese zu vertiefen, z. B.: »Sie haben vorhin erzählt, dass Sie immer wieder Phasen hatten, in denen Sie mehrere Wochen keine Drogen konsumiert haben. Dazu hätte ich noch ein paar Fragen ...«

3.8.2 Diagnostik

Nach dem Kennenlernen beginnt die Phase der Diagnostik, die sich unterteilen lässt in die kategoriale störungsspezifische Diagnostik und die Diagnostik im Sinne eines individuellen Erklärungs- und Störungsmodells.

Störungsspezifische Diagnostik

Die störungsspezifische kategoriale Diagnostik beinhaltet entsprechend der aktuellen Diagnosekriterien die Diagnostik der Abhängigkeit sowie komorbider psychischer Störungen, wie Schizophrenien, Depressionen, PTBS, Angsterkrankungen usw. Die Zusammenhänge zwischen den komorbiden Störungen und der Sucht können vielfältig sein und sollten erfasst werden. Komorbide Störungen können durch den Konsum ausgelöst worden sein, der Konsum kann aber auch umgekehrt funktionalisiert werden, um dysphorische Affekte zu regulieren. Im Verständnis solcher Dynamiken liegen wesentliche Informationen, die für eine Veränderung der Sucht wichtig sein können.

Seit dem 01.01.2022 befinden wir uns in einer fünfjährigen Übergangsphase, in welcher die neuen Diagnosekriterien nach ICD-11 bereits offiziell gelten, die ICD-10 aber gleichzeitig noch genutzt werden kann. Für alle, die ungeduldig darauf warten, dass endlich ein »echtes Buch mit Seiten zum Umblättern« veröffentlicht wird, muss leider konstatiert werden, dass dies vermutlich nie der Fall sein wird: Die WHO hat entschieden, die ICD-11 lediglich online zur Verfügung zu stellen. Dies soll einen flexibleren Umgang mit den Diagnosekriterien ermöglichen, die einem kontinuierlichen Überarbeitungsprozess unterliegen. Zu finden ist die ICD-11 online unter https://icd.who.int/en (Zugriff am 26.03.2024). Im Bereich der Abhängigkeitserkrankungen haben sich einige interessante Neuerungen ergeben, die nachfolgend kurz subsummiert werden: Zunächst sind mit der Möglichkeit, Spielsucht und Glücksspielsucht als zwei Formen der stoffungebundenen Süchte zu codieren, die sogenannten Verhaltenssüchte als Abhängigkeitserkrankungen von der WHO akzeptiert worden. (Näheres zu stoffungebundenen Süchten in Müller 2021.) Indem die Diagnosen einer »Abhängigkeit« und eines »schädlichen Gebrauchs« weiterhin gelten, findet in der ICD-11 keine Anpassung an das DSM-5 statt, welches die beiden Konzepte aufgegeben hat zugunsten einer dimensionalen Schweregradeinteilung sogenannter »Substanzkonsumstörungen«. Die Kriterien für die Diagnose der »Abhängigkeit« wurden in der ICD-11 deutlich abgeschwächt, indem die ursprünglich sechs Kriterien zu nur noch drei Kriterien zusammengefasst wurden. Das hat zur Folge, dass die Prävalenzen der Abhängigkeit in europäischen Studien ansteigen werden. Neu ist zudem, dass für die ICD-11 erstmals eine einzelne »Episode schädlichen Substanzgebrauchs« konzipiert wurde, bezogen auf lediglich ein singuläres Ereignis schädlichen Gebrauchs, in Abgrenzung zu einem wiederkehrenden Muster von schädlichem Gebrauch, welches als »schädlicher Gebrauch« diagnostiziert wird.

Es liegen viele evaluierte Instrumente zur Diagnostik suchtrelevanter Parameter vor. Eine relevante Auswahl davon wird in ▶ Tab. 3.1 dargestellt.

Tab. 3.1: Instrumente zur Diagnostik suchtrelevanter Parameter

Instrument	Domäne	Autoren	Charakteristika
Addiction Severity Index (ASI)	Suchtschwere, substanzübergreifend	McLellan et al. 1980	halbstrukturiertes Interview
Severity of Alcohol Dependence Questionnaire (SADQ)	Substanzabhängigkeit	Stockwell et al. 1979	20 Items
Alcohol Dependence Scale (ADS)	dimensionale Messung von Alkoholabhängigkeit	Skinner und Allen 1982	25 Items
Leeds Dependence Questionnaire (LDQ)	Suchtschwere, substanzübergreifend	Raistrick et al. 1994	10 Items
Alcohol Use Disorder Identification Test (AUDIT)	Diagnose Alkoholabhängigkeit und Suchtschwere	Babor et al. 2001	10 Items
Mannheimer Craving Scale (MaCS)	Craving, substanzübergreifend	Nakovics et al. 2009	16 Items
Stages of Change Readiness and Treatment Eagerness Scale (SOCRATES)	Änderungsmotivation (motivationale Stadien)	Miller und Tonigan 1996	19 Items
Cannabis Craving Screening (CCS-7)	Cannabiscraving (Rewardcraving, Reliefcraving)	Schnell et al. 2011	7 Items

Tab. 3.1: Instrumente zur Diagnostik suchtrelevanter Parameter – Fortsetzung

Instrument	Domäne	Autoren	Charakteristika
Computerspielabhängigkeitsskala (CSAS) nach ICD-11	diagnostische Kriterien werden erfasst und zu einem Gesamtwert summiert	Rehbein et al. 2015	18 Items

Anmerkung zu den diagnostischen Instrumenten: Die WHO empfiehlt, alkoholbezogene Störungen mit dem *AUDIT – Alcohol Use Disorder IdentificationTest* (Babor et al. 2001) zu diagnostizieren. Auf Basis vieler Studien und Übersichtsarbeiten hat sich dieses Instrument als ein Goldstandard etabliert. Das liegt auch an der zeitökonomischen Anwendbarkeit: In ein bis zwei Minuten lassen sich zwei faktorenanalytisch ermittelte Dimensionen »consumption« und »adverse consequences« unterscheiden, obschon in der gängigen Praxis zumeist ein einfacher Gesamtsummenwert berechnet wird.

Diagnostik im Sinne eines individuellen Erklärungs- und Störungsmodells

Darüber hinaus ist es wichtig, ein Störungs- bzw. individuelles Erklärungsmodell für das aktuelle Konsummuster zu erarbeiten. Dabei sollten Therapeuten ihre professionellen Kenntnisse über ätiologische Phänomene im Hinterkopf abrufbereit halten, den Fokus zunächst aber auf das subjektive Erklärungsmodell des Patienten legen. Ziel ist es, beide Perspektiven zu integrieren.

Die Diagnostik aufrechterhaltender Faktoren ist wichtig sowie die Einstellung des Patienten zum aktuellen Konsum, d.h., ob mitunter Ambivalenz aufgetreten ist und welche Motive dem Suchtverhalten und eventueller Ambivalenz zugrunde liegen. Viele Konsumenten, die einen Therapeuten aufsuchen, haben zuvor bereits aus eigener Kraft Abstinenzversuche initiiert. Viele schafften es im Verlauf ihrer Konsumhistorie auch, für bestimmte Zeiträume abstinent zu leben. Und jeder auch noch so kurze frühere Erfolg bedeutet, dass es den Patienten nicht grundlegend an entsprechenden Kompetenzen fehlt, sofern die Motivation dazu vorliegt. Daher stellen motivationale Interventionen in vielen Fällen den Schlüssel zum Erfolg der Therapie dar.

Eine genaue Analyse der jeweiligen *Übergangspunkte* zwischen Konsum- und Abstinenzphasen ist für eine erfolgreiche Therapie von höchster Bedeutung, denn dort werden die entscheidenden Dynamiken deutlich, welche Verhaltensänderungen und die dazu notwendigen Kompetenzen aktivieren:

- Welche situativen äußeren Bedingungen waren präsent?
- Welche interpersonellen Bedingungen lagen vor?
- Welche weiteren individuellen Bedingungen sind dem Patienten bewusst?

3.8.3 Bedeutung und subjektive Verarbeitung der Diagnose

Die Bedeutung der Diagnose für den Therapieprozess

Eine *partizipative Entscheidungsfindung* (engl. shared decision-making, SDM) zwischen Behandler und Patient ist mit hoher Behandlungszufriedenheit, gutem Gesundheitsstatus am Ende der Behandlung, mit hoher Adhärenz und geringen Therapieabbrüchen assoziiert (Joosten et al. 2008). SDM bedeutet eine gleichberechtigte Beteiligung des informierten und aufgeklärten Patienten bei der Behandlungsplanung (Elwyn et al. 2012). Dazu zählt auch eine offene Kommunikation über die gestellte Diagnose. Nicht zuletzt seit Psychoedukation (PE) ein fester Bestandteil moderner Psychotherapien ist, werden Patienten ihre psychiatrischen Diagnosen vermittelt. Es liegt auf der Hand, dass dies nicht ohne Folgen bleiben kann, wenn sich ein Patient mit seiner Diagnose auseinandersetzt. Dabei sind es vor allem die Umstände, unter denen die Diagnose mitgeteilt wird, und spezifische Aspekte der Diagnose selbst (z.B. deren öffentliches Stigma), welche die Art der Verarbeitung bei Betroffenen beeinflussen und darüber hinaus Auswirkungen auf den weiteren Behandlungsverlauf haben (Benelli et al. 2016; Horberg et al. 2013).

3.8 Therapiephase 1: Vom Erstkontakt zur Zieldefinition

Erwünscht ist es natürlich, dass die Auseinandersetzung mit der eigenen Diagnose möglichst positive Auswirkungen hat. Entsprechend findet sich in den S2-Behandlungsleitlinien für Persönlichkeitsstörungen (Bohus et al. 2009) der Hinweis, dass die Aufklärung über die Diagnose »in ein psychoedukatives Vorgehen integriert« (S. 47) sein sollte und »zur Entstigmatisierung und Entmystifizierung der Diagnose« (S. 47) beitragen soll. Die S3-Leitlinie für alkoholbezogene Störungen (Bühringer et al. 2015) betont zudem die Bedeutung motivationaler Aspekte (Ambivalenz reduzieren, Änderungsmotivation fördern). Im Rahmen einer eigenen qualitativen Untersuchung zur Situation der Aufklärung über psychiatrische Diagnosen und zu resultierenden Verarbeitungsprozessen bei Patienten mit unterschiedlichen Diagnosen zeigte sich zunächst, dass die gelebte Praxis der Kommunikation psychiatrischer Diagnosen nicht dem Anspruch des SDM und den Behandlungsleitlinien entspricht (eigene unveröffentlichte Daten). Nach wie vor erfahren viele Patienten ihre Diagnosen in Visitensituationen, als selektive Information in einem Einzelgespräch (nicht eingebettet in ein psychoedukatives Vorgehen), oder sie entnehmen sie gar aus dem Entlassbrief aus der Klinik. Darüber hinaus werden Diagnosen häufig rein defizitorientiert kommuniziert, sodass es kaum vorstellbar ist, wie das zu einer Entstigmatisierung beitragen oder gar die Behandlungs- und Änderungsmotivation erhöhen soll.

Selbststigmatisierung und institutionelle Stigmatisierung bei Suchterkrankungen

Es ist in der Literatur bereits mehrfach beschrieben worden, dass die o. g. Formen der Mitteilung von Diagnosen (Visite, Arztbrief, nicht in PE eingebunden) nicht angemessen sind (Unnewehr et al. 2013). Entsprechend weist Knuf (2010) darauf hin, dass die fehlende sowie defizitorientierte Aufklärung das Risiko der Selbststigmatisierung erhöht. Selbststigmatisierung bedeutet, dass Patienten das öffentliche Stigma ihrer Diagnose kennen, dem zustimmen und es zur Erklärung ihres Zustandes heranziehen.

Die Gefahr, dass Patienten das öffentliche Stigma ihrer Diagnose annehmen (Selbststigmatisierung), ist bei denjenigen Diagnosen mit hohem Grad an öffentlicher Stigmatisierung besonders hoch. Und ausgerechnet Suchterkrankungen weisen neben den schizophrenen Erkrankungen relativ zu anderen psychischen Störungen den höchsten Grad an öffentlicher Stigmatisierung auf (Karidi et al. 2010; Latalova et al. 2013; Schomerus und Bauch 2017). Typischerweise werden Suchtpatienten für ihre Problematik selbst verantwortlich gemacht, d. h. der Charakter einer »Erkrankung« wird öffentlich nicht wirklich akzeptiert. Zudem wird ihnen Charakterschwäche und Unehrlichkeit unterstellt (Berger 2017). Dadurch wird die Akzeptanz der Diagnose und das Einlassen auf die Behandlung natürlich beeinträchtigt. Denn Selbststigmatisierung schwächt bei Suchtpatienten die Abstinenzzuversicht, und zur Vermeidung von Stigmatisierung suchen sie häufig erst gar keine Behandlung auf (Schomerus et al. 2011).

Ein besonders kritischer Aspekt ist in diesem Kontext die sogenannte institutionelle bzw. strukturelle Stigmatisierung. Dies bezeichnet stereotype Einstellungen bei psychiatrischem Fachpersonal. Untersuchungen dazu haben gezeigt, dass Behandler von Suchtpatienten häufig lediglich aufgrund der Suchtdiagnose damit rechnen, belogen zu werden. Eine pauschale negative Haltung gegenüber den eigenen Patienten dürfte zudem die Wirksamkeit der Therapie reduzieren. Denn diese Haltung stellt das genaue Gegenteil von dem dar, was hinsichtlich der Gestaltung der Therapiebeziehung empfohlen wird. Die Therapiebeziehung wiederum gilt als einer der wichtigsten Wirkfaktoren von Psychotherapie. Das gilt ganz besonders für Suchttherapien, wie es im vorigen Kapitel zur therapeutischen Beziehungsgestaltung dargestellt wird (▶ Kap. 3.7).

Frischknecht (2017) differenziert eine gesellschaftliche, eine strukturelle und eine individuelle Ebene, die vor dem Hintergrund der Stigmatisierung relevant sind, und die Situation der ambulanten Psychotherapie von Suchtpatienten negativ beeinflussen. *In der Gesellschaft* existiert entsprechend einer Umfrage die Haltung, an Therapien für Alkoholiker könne viel Geld gespart werden. Dies korre-

3.8 Therapiephase 1: Vom Erstkontakt zur Zieldefinition

spondiert mit der Haltung, Suchtpatienten seien selbst an ihrem Zustand schuld. Sie haben folglich eine Therapie nicht verdient. Frischknecht (ebd.) berichtet entsprechend die Erfahrung, dass ambulante Behandler die Behandlung von Suchtpatienten aus Angst vor Kritik und Ablehnung bewusst aus ihrem Portfolio ausschließen. Eine eigene Studie hat gezeigt, dass Suchtpatienten bei ambulanten Therapeuten neben schizophrenen Patienten am längsten auf einen Therapieplatz warten müssen (Schnell et al. 2015).

Eine *strukturelle Barriere* für Suchtpatienten, ambulant behandelt zu werden, definiert die Psychotherapie-Richtlinie (Gemeinsamer Bundesausschuss 2009). Vor dem Jahr 2011 durften Suchtpatienten nur dann behandelt werden, wenn sie bereits abstinent waren, und seit 2011 hat der ambulante Therapeut zumindest bis zur 10. Stunde Zeit, um den Patienten zur Abstinenz zu begleiten. Diese Regelung ist von daher eigenartig, als dass es beispielsweise bei einer Zwangsstörung undenkbar wäre, die ambulante Behandlung davon abhängig zu machen, dass der Patient keine Zwangssymptome mehr ausübt. Auf diese Weise ist es offiziell nicht möglich, einen Suchtpatienten durch langfristige ambulante Therapie allmählich in die Abstinenz zu führen, was gemessen am aktuellen Forschungsstand jedoch vernünftig wäre. Denn die erfolgreichsten Suchttherapien sind aus Perspektive klinischer Studien ambulant und langfristig angelegt und zudem abstinenzorientiert, nicht abstinenzfördernd. Abstinenzmotivation zu fördern, kann dann ein explizites Therapieziel sein.

Auf der *individuellen Ebene* wäre die genannte Abneigung ambulanter Therapeuten gegen Sucht- und schizophrene Patienten zu nennen (Schnell et al. 2015). Die Vorurteile von Behandlern gegenüber Suchtpatienten führen dazu, dass entscheidende Wirkfaktoren in der Therapie (Beziehungsgestaltung) erheblich gestört werden.

Zusammenfassend muss konstatiert werden, dass die ambulante Therapie von Suchtpatienten vor erheblichen Hürden steht, was möglicherweise einen Anteil daran hat, dass die Langzeitverläufe von Suchtpatienten bis heute nicht befriedigend sind.

Varianten der subjektiven Verarbeitung von Diagnosen

Eigene Studien konnten drei funktionale und drei dysfunktionale Formen der subjektiven Verarbeitung von Diagnosen bei Psychotherapiepatienten differenzieren. Therapeuten sollten sich dessen bewusst sein, da die jeweilige Art der Verarbeitung die aktive Mitarbeit von Patienten in der Therapie beeinflusst. Ein evaluiertes Instrument zur Messung der verschiedenen Verarbeitungsmechanismen wird aktuell publiziert (Schnell et al. 2021) und kann beim Autor dieses Buchs bezogen werden (HAVD: Hamburger Fragebogen zur Aufklärungssituation und Verarbeitung psychiatrischer Diagnosen).

Funktionale Verarbeitung:

1. *Klärung:* Die Diagnose wird als Entlastung erlebt, indem Betroffene dadurch vermehrt Verständnis für sich selbst und die eigene Lebenssituation entwickeln.
2. *Empowerment:* Die Diagnose erzeugt positive Erwartungseffekte. Dazu zählt Änderungserwartung und Selbstwirksamkeitserwartung. Insbesondere bei Suchtpatienten, die häufig Ambivalenz und Resignation aufweisen, ist das Erreichen von Empowerment wichtig. Patienten, die Empowerment entwickeln, dürften in Therapien aktiv mitarbeiten.
3. *Sinngebung:* Die Diagnose wird als Herausforderung betrachtet, in deren Bewältigung die Patienten einen spezifischen Sinn sehen und persönliches Wachstum erfahren.

Dysfunktionale Verarbeitung:

1. *Überidentifikation:* Patienten identifizieren sich mit ihrer Diagnose, was bei Suchtpatienten sehr bekannt ist (z.B. »ich bin halt ein Kiffer«). Die Diagnose ist dann Teil eines gesamten Lebenskonzepts, wozu eine bestimmte Art der Musik zählen kann, bestimmte Einstellungen und Lebensweisen. Problematisch ist dabei, dass kein Interesse daran besteht, etwas an dem eigenen Zustand zu

verändern, wenn nicht eine alternative Möglichkeit der Identifikation im Rahmen der Behandlung angeboten wird.

2. *Selbststigmatisierung:* Die öffentliche Stigmatisierung wird von Betroffenen der Diagnose akzeptiert und auf sich selbst angewandt. Selbststigmatisierung ist mit negativen Selbstaussagen und Selbstwertproblematik assoziiert.
3. *Funktionalisierung:* Diagnosen können im Sinne eines Krankheitsgewinns funktionalisiert werden. Die Diagnose rechtfertigt es, im Alltag keine Eigeninitiative zeigen zu müssen und eine passive Lageorientierung zu verteidigen. Das Phänomen der Funktionalisierung zeigte sich ferner in interaktionellen Ansprüchen an Mitmenschen bis hin zu der Forderung, Vorteile beispielsweise durch Behindertenausweise/Berentungen zu erlangen.

3.8.4 Psychoedukation (PE)

Psychoedukative Interventionen sollen Patienten und Angehörige über eine jeweilige Krankheit und deren Behandlung informieren, insbesondere aber den selbstverantwortlichen Umgang mit der Krankheit fördern. Daher ist PE nicht mit reiner Wissensvermittlung zu verwechseln. Ihr Erfolg ist am Ausmaß der erreichten Handlungsorientierung zu bemessen. Das bedeutet, Patienten sollten durch PE ein Repertoire an Copingstrategien für den Umgang mit ihrer Erkrankung entwickeln und konkrete Handlungsschritte initiieren.

Psychoedukation im Rahmen der Suchttherapie fokussiert auf:

- Symptomatik und Verlauf der Sucht
- ein möglichst patientenorientiertes Störungsmodell für Sucht
- Klärung komorbider Störungen und Interaktionseffekte zwischen beiden Störungen
- Akut- und Langzeitwirkungen von Suchtstoffen
- typische Folgeerkrankungen

3 Grundzüge der Verhaltenstherapie der Sucht

- Präventionsmaßnahmen
- besonders wichtig ist, dass Patienten ihren individuellen Zusammenhang zwischen Risikosituationen, Suchtdruck und Suchtverhalten kennenlernen

Darüber hinaus wird aufgeklärt über Aspekte der *Behandlung:*

- zur Verfügung stehende Therapiemethoden
- Struktur, Ziele und Inhalte der Behandlung

Neben der Informationsvermittlung sollen folgende *Kompetenzen* erlernt werden:

- Copingstrategien erlernen zum Umgang mit Craving
- Copingstrategien erlernen zur Bewältigung von Risikosituationen für Substanzkonsum
- Verbesserung der Stressregulation
- Verbesserung des Selbstmanagements und Erlernen von Problemlösestrategien

Entwicklung eines Störungsmodells

Lebenslinie

Psychoedukation (PE) beginnt mit der Entwicklung eines individuellen Störungsmodells. Dieses sollte möglichst nicht doziert werden, sondern gemeinsam mit dem Patienten aus seiner individuellen Geschichte abgeleitet werden. Wenn die PE im Einzelsetting erfolgt, kann die Methode der Lebenslinie dazu genutzt werden. Mit einem einige Meter langen Seil wird der Lebenslauf symbolisiert. Das Seil wird dann in verschiedene Abschnitte eingeteilt, die wichtige und abgrenzbare Lebensphasen darstellen. Anschließend werden wichtige Lebensereignisse integriert. Positive Ereignisse kommen an die eine Seite des Seils, negative Ereignisse kommen an die andere Seite des Seils. Die Ereignisse können mit Erinnerungsstücken des Patienten repräsentiert werden, mit beschrifteten Kärtchen o. ä. Zuletzt wird der Substanzkonsum ergänzt. Beispielsweise kann er mit kleinen Steinchen dargestellt werden. Die Menge an neben das Seil gelegten Steinchen steht für die jeweilige Konsummenge in der jeweiligen Lebenssituation. Anschließend exploriert der Therapeut, welche Lebensereignisse bzw. Anlässe mit Veränderungen der Konsummengen assoziiert waren. Daraus lassen sich erste Hinweise über die Funktionalität des Substanzkonsums ableiten sowie Risikosituationen und Schutzsituationen identifizieren, die im weiteren Therapieverlauf bedeutsam werden können.

Ein typischer »Suchttag«

Anhand der genauen Exploration eines typischen Suchttags können kontextuelle und strukturelle Risikoparameter für den Konsum erarbeitet werden und Hinweise auf die Funktionalität des Konsumverhaltens abgeleitet werden. Dazu werden akribisch die internen und externen Situationen dieses Tages aufgenommen, ihre jeweiligen Bedeutungen als Auslösereize für Craving werden erfasst und die begleitenden Kognitionen, Emotionen und Handlungen des Patienten werden exploriert.

Achtsamkeit und Akzeptanz in der Psychoedukation

In den letzten Jahren ist die »dritte Welle« der Verhaltenstherapie auch in der Psychoedukation für verschiedene Störungen angekommen. Das gilt insbesondere für die Schizophrenie, aber auch für die Suchtbehandlung gibt es entsprechende Ansätze. Gerade in der Suchtbehandlung ist es nachvollziehbar, dass dies gut funktioniert. Denn Suchtverhalten ist häufig eine Folge von einer Kaskade dysfunktionaler Reaktionen auf aversiv erlebte Triggerreize (äußere Situationen und innere Zustände). Typisch für Suchtpatienten ist es, dass das aversive Erleben zu Stress führt, der wiederum Suchtdruck auslöst und in Substanzkonsum münden kann. Im Verlauf der Therapie kann schließlich sogar der Suchtdruck selbst zu einem Trigger für Stress werden, wenn das Craving als Risikofaktor für Substanzkonsum und Rückfälle definiert wird. Patienten können dann durch die Wahrnehmung des eigenen Suchtdrucks in eine gespannt-ängstliche Gestimmtheit geraten, was als Stress erlebt wird. Im Sinne einer Affektregulation können Betroffene dann versuchen, ihr negatives Erleben mit Substanzkonsum zu lindern. Anstatt den Suchtdruck zu einem Stressfaktor zu stilisieren, ist es ratsamer, wenn Patienten in achtsamkeits- und akzeptanzbasierten Therapien lernen, nicht mit Panik und Angst auf schwierige Situationen und Suchtdruck zu reagieren. Die Interventionen zielen nicht direkt auf die Reduktion der Symptomatik (Craving) ab. Es geht eher darum, eine bestimmte Haltung gegenüber der Symptomatik einzunehmen – eine akzeptierende Grundhaltung. Es resultiert aber dennoch sekundär eine Symptomreduktion aufgrund der gelasseneren Haltung der Patienten und dies ist letztendlich auch der Sinn der Übungen. Von daher sind sie bei den symptomorientierten Techniken adäquat eingeordnet.

Gruppen- versus Einzelsetting versus videobasierte PE

In stationären Settings findet Psychoedukation (PE) zumeist in Gruppen statt. Das ist gegenüber dem Einzelsetting zeitökonomischer und es können hilfreiche Prozesse des Modelllernens wirken. Therapeutisch erfahrene Patienten können als Modelle dienen und Hoffnung vermitteln, indem sie zeigen, dass Therapieerfolge durchaus realistisch sind. Auf der anderen Seite erschwert das Gruppensetting eine individuelle Ausrichtung an einzelnen Patienten, was bei der Entwicklung von Störungsmodellen sinnvoll ist. Gegebenenfalls ist eine Kombination aus Einzel- und Gruppentherapie sinnvoll, indem bestimmte Themen in die Einzeltherapie ausgelagert werden können.

Mittlerweile existieren zusätzlich zum klassischen Einzel- oder Gruppensetting auch videobasierte PE-Programme, die unterschiedliche Perspektiven von Betroffenen, Behandlern und Angehörigen wiedergeben (Maffei et al. 2015). Dies ist ein Ansatz, der sicherlich ergänzend zum persönlichen Kontakt hilfreich sein kann und insbesondere bei knappen personellen Ressourcen eine ernstzunehmende Alternative darstellt. Zusammenfassend haben das Gruppen- als auch das Einzelsetting jeweils Vor- und Nachteile.

Schwierigkeiten in der PE aufgrund neurokognitiver Defizite

Alkohol und bestimmte Drogen, insbesondere Methamphetamin, können aufgrund neurotoxischer Effekte schwerwiegende neurokognitive Defizite erzeugen (z.B. hinsichtlich Aufmerksamkeit, Gedächtnis, Konzentration). Im einfachen Gespräch können sie zumeist recht gut kompensiert werden, sodass sie nicht direkt auffallen. Wenn es aber darum geht, sich neue Inhalte und Kompetenzen anzueignen, wird es problematisch. PE-Gruppen sollten entsprechend homogen zusammengestellt werden, damit Einzelne nicht über- oder unterfordert werden. In schwerwiegenden Fällen ist zu überlegen, die PE in das Einzelsetting zu verlagern.

3.8.5 Zieldefinition

Suchterkrankungen gelten als besonders schwer zu behandeln. Die Rückfallrate ist relativ zu den meisten anderen psychischen Störungen ungewöhnlich hoch. Das liegt unter anderem daran, dass Süchte nicht nur negativ, sondern auch positiv verstärkt aufrechterhalten werden. Psychische Störungen werden in der Regel negativ verstärkt. Beispielsweise wird der Zwang ausgeführt, damit ein unangenehmes Gefühl verschwindet. Angstpatienten vermeiden, damit die Angst nachlässt. Kein Angst- oder Zwangspatient dürfte sehnsüchtig an die Angst- oder Zwangssymptomatik denken und davon träumen, sie erneut auszuführen. Substanzkonsum hat im Rausch jedoch immer eine positiv verstärkende Komponente. Und selbst im späteren Verlauf einer Sucht, wenn der Konsum vorwiegend dazu dient, aversive Entzugserscheinungen zu lindern, verbleibt zumindest noch die Erinnerung an das positive Rauschgefühl. Das Belohnungssystem ist ziemlich löschungsresistent und es vermittelt noch lange Zeit über die Abstinenz hinweg die Sehnsucht, die als Suchtdruck/Craving erlebt wird. Davon abgesehen ist die Rauschwirkung auch im späten Suchtverlauf natürlich nicht gänzlich verschwunden. Aufgrund dieser positiv verstärkenden Komponente ist es unerlässlich, die Therapieziele in Suchtbehandlungen besonders gut zu definieren. Denn sie müssen geeignet sein, um die Lücke, die durch Abstinenz verbleibt, zu füllen.

Wenn Suchtpatienten zur Therapie kommen, haben sie oft bereits diverse vergebliche Versuche hinter sich gebracht, den Konsum aus eigener Kraft zu beenden oder einzuschränken. Daraus kann eine lähmende Resignation und geringe Selbstwirksamkeitserwartung resultieren. Dies und die ausgeprägte Ambivalenz, die Suchtpatienten häufig hinsichtlich ihres Konsumverhaltens an den Tag legen, sind weitere Gründe für den besonders hohen Anspruch, der an die Art der Zielformulierung gelegt werden sollte. Ein gutes Therapieziel ist zudem ein effektiver Motivator für Verhaltensänderung. Patienten müssen wissen, wofür es sich lohnt, auf die psychische Erkrankung zu verzichten. Und das Therapieziel ist der Grund. Es liefert eine lohnenswerte alternative Perspektive für das bisherige Problemverhalten.

Zunächst gilt, dass »abstinent sein« kein gutes Ziel ist. Es impliziert keinen motivierenden Anreizwert. Die entscheidende Frage lautet: »Wofür lohnt es sich, abstinent zu sein?«. Therapieziele, die diese Frage beantworten, sind demnach »mentale Repräsentationen von zukünftigen Zuständen, die durch die Therapie erreicht werden sollen« (Berking 2003, S. 4).

In der Literatur wird davor gewarnt, Utopien mit Therapiezielen zu verwechseln, d. h., unrealistische Phantastereien zu formulieren. Diese haben zwar einen hohen Anreizwert, hemmen Patienten jedoch hinsichtlich aktiver Versuche, das Ziel zu erreichen, da dieses unrealistisch weit entfernt erscheint. Es gibt jedoch gut evaluierte Konzepte zur Zieldefinition, die ganz bewusst mit der Formulierung von Utopien arbeiten und die explizit für die Behandlung von Suchtpatienten entwickelt wurden. Es handelt sich dabei um Kon-

3.8 Therapiephase 1: Vom Erstkontakt zur Zieldefinition

zepte der lösungsorientierten Kurzzeittherapie nach Berg und Miller (2018) sowie DeShazer (2006). Sie eigenen sich besonders gut für Suchtpatienten, deren Ambivalenz es notwendig macht, motivierende Zielformulierungen zu schaffen. Dabei wird in Anlehnung an Kanfer et al. (1996) davon ausgegangen, dass Patienten eigentlich immer motiviert sind. Ihre Zielvorstellungen sind jedoch häufig diffus, unklar und schlecht aktiviert. Dazu kommt geringes Vertrauen in die eigene Wirksamkeit. Folglich muss die Motivation mit Hilfe des Therapeuten aktiviert und funktional ausgerichtet werden. Das Formulieren von Zielutopien stellt dabei einen ersten Schritt in Richtung einer therapeutischen Zieldefinition dar. Die Utopie ist aber nicht mit einem Therapieziel gleichzusetzen. Im sogenannten EPOS-Konzept (EPOS: Entwicklung positiver Zielperspektiven; Willutzki und Koban 2004) wird zunächst eine Utopie im Sinne einer problemunbelasteten und positiven Zielperspektive imaginiert, wobei sich Patienten ausreichend Zeit nehmen sollen, um diese Utopie möglichst plastisch auszugestalten.

Als Übung für die Zielimaginationen eignet sich beispielsweise die »Inselphantasie« nach Kanfer et al. (1996). Diese könnte wie folgt eingeleitet werden:

»Angenommen, Sie bekämen eine schöne Insel geschenkt. Sie haben völlige Gestaltungsfreiheit, dürfen also entscheiden, wie es auf der Insel aussehen soll und wer dort mit Ihnen auf welche Weise leben soll. Wen würde Sie auf die Insel mitnehmen, wie würde Sie dort leben etc.«

Für weitere alternativ einsetzbare Imaginationsübungen, wie die 5-Jahres-Frage oder die Imagination einer Wunschfee sei auf Kanfer et al. (1996) verwiesen.

Nach der Imagination werden Hypothesen darüber gebildet, welche Bedürfnisse des Patienten sich aus der Imagination ableiten lassen, welche Bedeutung sie für den Patienten hat, um schließlich eine Zielstruktur daraus zu explizieren. Beispielsweise könnte sich ein Patient vorstellen, dass es auf der Insel eine Stadt gäbe, er jedoch weit davon entfernt alleine in einem großen Haus leben würde. Wenn er Lust habe, jemanden zu sehen, könne er in die Stadt gehen, aber sonst habe er viel Zeit für sich alleine. Aus dieser Phantasie könnte die Hypothese abgeleitet werden, dass dem Patienten in seinem Alltag der Freiraum fehle, sich zu entfalten, oder dass er sich in seiner Beziehung eingeengt fühle. Wenn der Patient die Hypothese bestätigt, könnte es ein Therapieziel sein, mehr auf seine Bedürfnisse zu achten und sich mehr Zeit für sich selbst zu nehmen.

Für den gesamten Prozess der Zieldefinition sieht das EPOS zwei bis drei Therapiestunden vor. Und es macht durchaus Sinn, sich diese Zeit zu nehmen, denn mit der Formulierung geeigneter Therapieziele werden ganz entscheidende Weichen für den weiteren Therapieerfolg gestellt. Häufig liegt es an einer ungünstigen Zieldefinition, wenn Patienten in der Therapie nicht mitarbeiten – beispielsweise, wenn die definierten Ziele nicht bedeutsam für Patienten sind, unerreichbar erscheinen oder nicht geeignet sind, um die Funktion des Suchtverhaltens zu ersetzen bzw. zu kompensieren.

Für adäquate Therapieziele gelten zusammenfassend die folgenden Kriterien:

- *positiv formuliert:* Die Schlüsselfrage auf die Negativformulierung »Ich möchte keine Drogen mehr konsumieren« lautet: »Was soll denn stattdessen sein?«
- *persönlich bedeutsam:* Der Selbstbezug der Ziele soll herausgearbeitet werden sowie der Bezug zur aktuellen Lebenssituation des Patienten.
- *möglichst konkret und verhaltensnah formulieren:* Die Leitfrage »Wie genau werden Sie das im Einzelnen tun?« verdeutlicht, dass Patienten eine exakte Vorstellung ihres Ziels generieren sollen. Je verhaltensnaher die Formulierung, umso leichter ist es, ein Ziel zu realisieren.
- *eigenständig für den Patienten erreichbar:* d. h. im Bereich seiner eigenen Selbstwirksamkeit liegend. Ansonsten ist es schwer, den Modus der Handlungsorientierung zu erreichen, und es besteht die Gefahr, lageorientiert zu resignieren.

3.8 Therapiephase 1: Vom Erstkontakt zur Zieldefinition

- *Funktion des Problems ersetzen:* Wenn zudem die Funktion der Sucht erkannt wurde, sollten die Therapieziele möglichst geeignet sein, um diese Funktion zu ersetzen, damit das neue Verhalten auch »in die Lücke passt«, welche das Distanzieren von der Sucht hinterlässt.
- *kurzfristig erreichbare Unterziele ableiten:* Weit entfernte Ziele sollten zudem soweit heruntergebrochen werden, dass die Unterziele kurzfristig erreichbar sind. So wird gewährleistet, dass Patienten schnelle Erfolgserlebnisse haben, dadurch eine positive Erwartungshaltung hinsichtlich der Therapieeffekte entwickeln und zudem ihr Selbstwirksamkeitserleben fördern. Eine entsprechende Leitfrage könnte lauten: »Wie genau werden Sie sich morgen anders verhalten, auf dem Weg zu Ihrem Ziel?«. Wenn es Patienten schwer fällt, aus Oberzielen kurzfristig erreichbare und lösungsorientierte Unterziele abzuleiten, kann die »Wunderfrage« von DeShazer (2006) hilfreich sein. Dabei soll sich der Patient vorstellen, in der kommenden Nacht würde ein Wunder mit dem Effekt geschehen, dass morgen nach dem Aufwachen die suchtassoziierten Probleme verschwunden wären. Der Patient soll nun angeben, woran er als erstes bemerken würde, dass das Wunder geschehen ist, woran andere Leute dies bemerken würden, und was er konkret anders als sonst machen würde, wenn die Probleme nicht mehr vorhanden sind. Anschließend gibt der Patient an, wie weit entfernt er aktuell von dem Wunderzustand ist (skaliert von 1–10). Befindet sich der Patient beispielsweise auf der Stufe 3 bis zum Zielzustand von 10, wird überlegt, was er tun kann, um von der 3 zur 4 zu kommen.
- *Ziele prozesshaft formulieren:* Die Handlungsorientierung von Patienten lässt sich fördern, wenn klar ist, *wie* etwas getan wird, anstelle von *was* getan wird.

Diese letzten beiden Aspekte sind allgemeine Wirkfaktoren von Psychotherapie und fördern zudem die Therapiemotivation.

Zuletzt sollte der Therapeut seinem Patienten ein Behandlungsangebot unterbreiten, welches dem Patienten deutlich macht, dass der Therapeut der richtige Partner zur Zielerreichung ist und die richtigen Mittel dazu hat.

Der vorgestellte Fall Thorsten (▶ Kap. 2) formulierte beispielsweise als langfristiges Ziel, einen Halbmarathon zu laufen. Kurzfristigere Zwischenziele waren bestimmte wöchentliche Trainingsetappen. Dieses Ziel ist positiv, verhaltensorientiert, realistisch erreichbar und insbesondere kompensiert es wichtige Funktionen von Thorstens Drogenkonsum. Stresstoleranz kann man vermutlich gut durch Ausdauersport lernen, da es immer wieder darum geht, sich selbst im Training zu überwinden. Auch die Schlafprobleme dürften sich durch die viele Bewegung gebessert haben. Zudem war es ihm nicht mehr so langweilig, da er Aufgaben hatte, an denen er sein Leben ausrichten konnte.

3.9 Therapiephase 2: Symptombezogene Interventionen

Bei Abhängigkeitserkrankungen kann nicht »am Symptom vorbei« therapiert werden, wie es psychodynamische Ansätze bei anderen psychischen Störungen praktizieren. Für alle Therapieansätze gilt, dass die zentralen Symptome der Sucht behandelt werden müssen, unabhängig davon, was die Behandlungspläne darüber hinaus vorsehen.

3.9.1 Selbstbeobachtung: Arbeit mit Tagebuchkarten

Da Suchtpatienten stark mit dem Problem der Ambivalenz zu kämpfen haben, kann in der Zeit zwischen den Therapiestunden viel passieren. Patienten sollten sich daher täglich mit den Therapiethemen auseinandersetzen, sich täglich erneut »motivational aus-

3.9 Therapiephase 2: Symptombezogene Interventionen

richten« (vgl. dazu auch den Skill »Entscheidung für einen neuen Weg« ▶ Kap. 3.9.2). Dies kann durch das Führen sogenannter *Tagebuchkarten* erfolgen (▶ Abb. 3.4), eine Technik, die mittlerweile in vielen Therapien genutzt wird.

Dies bedeutet die tägliche Dokumentation von Parametern, die für die Therapie wichtig sind. *Suchtprotokolle* entsprechen dieser Grundidee, allerdings gehen Tagebuchkarten noch weit über die alleinige Dokumentation des Drogenkonsumverhaltens hinaus (dokumentiert wird alles, was dem Therapeuten und dem Patienten als sinnvoll erscheint). Die Arbeit mit Tagebuchkarten ist wichtig, um die Patienten täglich »in die Spur« zu bringen, wenn sie z. B. täglich die Frage beantworten sollen, wie sehr sie heute hinter den gesteckten Abstinenzzielen stehen. Alleine dadurch kann verhindert werden, dass Betroffene in alte Verhaltensmuster zurückfallen. Zudem hilft es, gefährliche Konsumsituationen zu identifizieren, für welche die Patienten gewappnet sein sollten. Am besten entscheiden Patient und Therapeut zu Beginn der Therapie gemeinsam, welche Parameter beobachtet werden sollten, und erstellen die entsprechende Tagebuchkarte im Format eines wöchentlichen Stundenplans individuell. Wichtig ist es, die Tagebuchkarten jede Woche zu Beginn der Therapie gemeinsam zu besprechen. Dabei ist ein wertschätzender Umgang selbst mit problematischen Situationen wichtig, um eine angstfreie und konfliktfähige Atmosphäre zu gewährleisten. Patienten müssen sich beim Therapeuten sicher fühlen, damit sie nicht lügen, wenn in der Vorwoche unerwünschtes Verhalten auftrat. Je offener und validierender Therapeuten mit problematischen Situationen umgehen, desto geringer ist das Risiko, angelogen zu werden – ein Risiko, das bei Suchtpatienten generell sehr hoch ist. Der immer gleiche Beginn einzelner Therapiestunden in Form der Besprechung von Tagebuchkarten geht auch mit einem gewissen Sicherheitsgefühl der Patienten einher, die ungern Überraschungen erleben.

Für diese Besprechung sollten etwa 15 Minuten eingeplant werden. Dies ist zumeist ausreichend, um die wichtigsten Vorkommnisse der Vorwoche zu klären. Dann ist noch ausreichend Zeit, um zum übergeordneten Therapiethema zu wechseln (dem langfristigen »roten

3 Grundzüge der Verhaltenstherapie der Sucht

Tag	Befinden						Problemverhalten				hilfreiches Verhalten			
	Freude	suizidale Ideen	Belastung	Ambivalenz bezüglich Konsum	Schlaf	Entzug	Cannabiskonsum Drang (0-5) / Handlung (ja/nein)	sonstiges Problemverhalten Drang (0-5) / Handlung (ja/nein)	Anti-Craving-Skills eingesetzt (ja/nein) / Erfolg (0-5)		Entscheidung für neuen Weg	Sport	positive Ereignisse: welche?	Besonderheiten/ Bemerkungen
Mo														
Di														
Mi														
Do														
Fr														
Sa														
So														

Abb. 3.4: Tagebuchkarte »Cannabisabhängigkeit« (Schnell 2016, S. 88, reprinted by permission from Springer: »Psychotherapie der Cannabisabhängigkeit« by Thomas Schnell © 2016)

3.9 Therapiephase 2: Symptombezogene Interventionen

Faden« der Therapie, d.h. dem übergeordneten Therapieziel), es sein denn, die Tagebuchkarte hat auf etwas derart Ungewöhnliches hingewiesen, dass die weitere Stunde dafür genutzt wird.

Zusammenfassung: Funktionen der Arbeit mit Tagebuchkarten

- Die tägliche Arbeit mit TK stellt sicher, dass Patienten täglich ihre Motivation reflektieren, d.h. die Bedeutung einer Verhaltensänderung. Somit bedienen die TK effektiv den allgemeinen therapeutischen Wirkfaktor der motivationalen Klärung. Für diese Reflektion dient das Beobachtungskriterium »Entscheidung für den neuen Weg«. (Näheres zu Motivation und Ambivalenz im nachfolgenden ▶ Kap. 3.9.2.)
- Es wird gewährleistet, dass sich Patienten auch über die wöchentliche Therapiestunde hinaus mit den Therapiethemen befassen und an der Zielerreichung arbeiten. Gerade in der Suchttherapie müssen Betroffene kontinuierlich »am Ball bleiben«, damit sich die alten dysfunktionalen Verhaltensmuster nicht wieder einschleichen.
- Ein weiterer Vorteil einer TK-unterstützten Arbeit in der Therapie ist, dass sowohl aktuelle Ereignisse aus der jeweiligen Vorwoche und die langfristigen Therapieziele im Blickfeld sind. Die jeweils ersten 15 Minuten jeder Therapiestunde dienen der Klärung relevanter Ereignisse der vorigen Woche, die der Dokumentation in der Tagebuchkarte entnommen werden. Anschließend lenkt der Therapeut das Thema zu dem langfristigen Therapieziel um, sofern die Tagebuchkarte nicht auf etwas akut Relevanteres hingewiesen hat, z.B. einen Suchtrückfall, eine psychotische Dekompensation, akute Suizidalität, motivationale Einbrüche etc.

3.9.2 Motivation und Ambivalenz

Motivation

Motivation zur Abstinenz ist keine statische Größe. Kein Mensch mit Suchtproblemen ist entweder motiviert oder unmotiviert in Bezug auf Abstinenz als Therapieziel. Motivation entwickelt sich vielmehr als Prozess, dessen unterschiedliche Stadien in ihrer jeweiligen Ausprägung sehr instabil sind. Dabei kann sich die Motivation sowohl vorwärts in Richtung einer Verhaltensänderung oder rückwärts in Richtung der Beibehaltung des Status quo entwickeln. Es gibt diverse mehr oder weniger komplexe Modelle, die motivationale Prozesse abbilden. Ein sehr plausibles und für die praktische therapeutische Arbeit gut geeignetes Modell ist das *Transtheoretische Modell der Verhaltensänderung* (Prochaska und DiClemente 1986). Das Modell liefert eine gute klinische Heuristik zur Abschätzung von Änderungsmotivation und differenziert die folgenden fünf Stadien.

Precontemplation (Absichtslosigkeit) ist die erste Phase, in der Menschen keine Absicht haben, ihr Verhalten bzw. ihre Überzeugungen absehbar bald zu verändern. Betroffene weisen keine Einsicht hinsichtlich ihres Suchtproblems auf und sind therapeutisch entsprechend nicht erreichbar. Es besteht auch keine besondere Bereitschaft, über eventuelle Probleme nachzudenken.

Contemplation (Absichtsbildung) ist das Stadium, in dem sich die Menschen ihrer Problematik bewusstwerden und beginnen, über die Notwendigkeit von Veränderungen nachzudenken. Allerdings weisen sie noch keine konkrete Handlungsorientierung auf.

Preparation (Vorbereitung) ist die dritte Phase und gleichzeitig die erste, die mit handlungsrelevanter Änderungsabsicht assoziiert ist. Betroffene sind sich ihres Problems bewusst und planen zeitnahe Veränderungen. Hier sind die Menschen hinsichtlich einer änderungsorientierten therapeutischen Arbeit erreichbar.

Action (Handlung) ist die vierte Phase, in der Personen innerhalb von zwei bis sechs Monaten ihr Verhalten ändern und ihre Probleme lösen. Hier ist eine besonders intensive und handlungsorientierte therapeutische Arbeit möglich.

Maintenance (Aufrechterhaltung) ist das fünfte Stadium, in dem Menschen ihre erreichten Veränderungen aufrechterhalten und die Erfolge stabilisieren. Das wichtigste Ziel ist es hier, einem Rückfall vorzubeugen und neue Routinen zu etablieren, die die Wahrscheinlichkeit erhöhen, nicht in alte Verhaltensmuster zurückzufallen.

Zusammenfassend sind die beiden ersten Stadien durch fehlende/geringe Änderungsmotivation charakterisiert, ab dem dritten Stadium besteht ausreichende Änderungsmotivation für eine entsprechende auf Veränderung ausgerichtete Behandlung. Keines der Stadien stellt jedoch einen stabilen Zustand dar. Ein Rückfall (Ausstieg) in geringere motivationale Stadien ist aus jedem Stadium heraus möglich. Besonders typisch ist es, dass Betroffene aus dem Stadium der Aufrechterhaltung »aussteigen« und erneut mit ihrem Suchtverhalten beginnen. Hier ist es entscheidend, dass sich daraus kein echter Rückfall im Sinne eines andauernden Suchtverhaltens entwickelt. Meist treten Betroffene nach einem »Ausstieg« aus der Aufrechterhaltungsphase erneut im Stadium der Absichtsbildung in den motivationalen Kreislauf ein. Wichtig für Therapeuten und Betroffene ist es, den Rückfall als ein integrales Ereignis dieses Motivationskreislaufes zu betrachten und nach einem Rückfall nicht zu resignieren. Gelingt das, kann häufig schnell an die zuvor erreichten funktionalen Prozesse angeknüpft werden. Viele Patienten durchlaufen die verschiedenen motivationalen Stadien mehrere Male oder bewegen sich zwischenzeitlich auch rückwärts in Richtung geringerer Motivationsstadien, bis sie letztendlich eine stabile Abstinenz etablieren. Grundsätzlich ist es die Aufgabe von Therapeuten, ihre Patienten beim Durchlaufen der Stadien und der Aufrechterhaltung des finalen Stadiums der Aufrechterhaltung zu unterstützen. Zudem hängt vom jeweiligen Stadium ab, welche therapeutischen Interventionen angeraten sind.

> **Merke**
> In den beiden ersten Stadien mit geringer Änderungsmotivation wird nicht änderungsorientiert gearbeitet. Indiziert sind psychoedukative sowie motivationale und wenig konfrontative Interventionen. Ab Stadium 3 kann änderungsorientiert und zunehmend konfrontativer gearbeitet werden.

Die Wahrscheinlichkeit, das motivationale Stadium 4 (Handlung) zu erreichen, steigt mit der Wahrscheinlichkeit auf Erfolg und damit, wie sehr Betroffene daran glauben, aus eigener Kraft die gesetzten Ziele erreichen zu können. Daher wird die Selbstwirksamkeitserwartung in der Suchttherapie als entscheidender Wirkfaktor betrachtet.

Auf der Handlungsebene werden zwei Qualitäten differenziert, Annäherung und Vermeidung, die als *motivationale Schemata* bezeichnet werden.

Motivationale Schemata: Annäherungs- und Vermeidungsschemata

Das zugrunde liegende Rational liefern die Konsistenztheorie von Grawe (1998, 2004), aber auch bindungstheoretische und neurophysiologische Ansätze. Motivationale Schemata entsprechen weitgehend Bowlbys Konzept des »inneren Arbeitsmodells« (Bowlby 1975). Es sind neuronal gebahnte Netzwerkstrukturen, die sich als Reaktionen auf Erfahrungen mit den jeweiligen Umwelten entwickelt haben. Schemaaktivierungen werden durch individuelle Faktoren (z.B. Motive und Bedürfnisse, Ziele) und situative Faktoren (z.B. Gelegenheiten, Anreize, Trigger) beeinflusst. Positive Erfahrungen generieren Annäherungsschemata, negative Erfahrungen generieren Vermeidungsschemata. Deren fortgesetzte Funktion liegt in der Regulation des weiteren Erlebens und Verhaltens (Ettrich 2004; Schönwald 2015). Annäherung bzw. Annäherungsschemata werden initiiert, wenn durch die Handlung eine *Bedürfnisbefriedigung bzw. Zielerreichung* zu erwarten ist. Vermeidung bzw. Vermeidungssche-

3.9 Therapiephase 2: Symptombezogene Interventionen

mata werden aktiviert, wenn *Bedürfnisse und Ziele vor Verletzung* geschützt werden sollen (zu motivationalen Schemata siehe auch Grawe 2004).

Handlungsmotive und Schemata sind teils unbewusst und implizit repräsentiert. Das gilt auch für Konsummotive und Suchtschemata. Die Person spürt lediglich den resultierenden Richtungsimpuls (z. B. Suchtdruck und Annäherung an den Konsum), der dann durch schemakonformes Verhalten ausgeformt wird (Konsum). Wenn es in der Therapie darum geht, dysfunktionale Reaktionsbildungen zu modifizieren, d. h., Kontrolle über das eigene Verhalten zu erlangen, müssen die zugrunde liegenden impliziten Konsummotive und Schemata zuerst durch Schemaklärungen expliziert werden. Verhaltensanalysen sind eine entsprechende Methode. Für weitere Methoden der Schemaklärung sei auf Interventionen der Klärungsorientierten Psychotherapie (KoP) nach Sachse verwiesen (Sachse et al. 2011).

> **Merke**
> Mit Verhaltensanalysen können implizit repräsentierte dysfunktionale Schemata geklärt werden, um sie anschließend zu modifizieren.

Cave: Allerdings wäre es falsch, hinter jedem Suchtverhalten und Konsumrückfall ein verborgenes Motiv zu suchen, welches der Konsum funktionalisiert bedient, wie beispielsweise das Vermeiden einer Auseinandersetzung mit Problemen. Es gibt auch entsprechendes Problemverhalten ohne solches Motiv. Zu Beginn einer Suchtentwicklung kann dies der Fall sein, wenn es dem Konsumenten schlicht um die Rauschwirkung geht. Im weiteren Verlauf einer Suchtentwicklung dreht sich die Sucht vermehrt um sich selbst, indem konsumiert wird, um Entzugssymptome zu lindern. Und zuletzt gibt es den Konsum, der als Gewohnheit (Habit) bezeichnet werden kann, sowie einen nahezu zwanghaft motivierten Konsum (s. o. zwanghaftes

Craving im ▶ Kasten Exkurs: Craving ▶ Kap. 3.3.1). Betroffene geben in derartigen Fällen auf die Frage nach ihren Konsumgründen an,

* sie hätten eigentlich keinen Grund gehabt,
* es habe einfach Spaß gemacht,
* ihnen einfach nur gut geschmeckt,
* oder sie hätten einen inneren Zwang gespürt, gegen den sie sich nicht hätten wehren können, ohne dass es einen besonderen Grund gegeben hätte und ohne dass sie gesteigerte Lust auf den Konsum gehabt hätten.

Solche Abgaben können richtig sein, sind aber sehr häufig falsch, ohne dass Betroffene den Therapeuten täuschen wollten. Die Konsummotive sind in solchen Fällen einfach nicht bewusst repräsentiert (vgl. Sachse et al. 2011).

Merke
Nicht jedem Konsumverhalten oder Rückfall liegt ein Motiv zugrunde. Angaben zu fehlenden Motiven können aber auch Hinweise auf deren implizit repräsentierten Charakter sein.

Die meisten psychischen Störungen sind durch Vermeidungsmechanismen gekennzeichnet. Im Spektrum der Ängste und Zwänge werden bestimmte Situationen (Phobien), körperliche Signale (Panik), unangenehme Gedanken (generalisierte Angst- und Zwangsstörung, Hypochondrie) vermieden. Bei Suchterkrankungen ist wichtig zu bedenken, dass *Konsummotive nicht immer Vermeidungszielen dienen*, d. h., etwas verdrängen zu wollen oder irgendeinen Leidensdruck nicht spüren zu wollen. Konsummotive können auch belohnenden Charakter haben, wie das Trinken nach einer bestandenen Prüfung. Auch solche Motive müssen erkannt und durch alternatives Verhalten anstelle des Suchtverhaltens ersetzt werden.

Auch das Vorliegen komorbider Störungen kann Hinweise auf eventuelle Suchtmotive liefern. Sachse et al. (2011) listen typische

Konsummotive bei alkoholabhängigen Patienten mit komorbiden Persönlichkeitsstörungen (PS) auf.

Typische Trinkmotive bei alkoholabhängigen Patienten mit PS:

- erfolgreiche Narzissten: trinken zur Entspannung nach Leistungsexzessen; Belohnungstrinken nach besonderen Erfolgen
- erfolglose Narzissten: trinken nach Kränkung zur Verdrängung des negativen Selbstkonzepts
- dependente PS: trinken zur Kompensation von Beziehungsproblemen; trinken, weil der Partner trinkt
- selbstunsichere PS: Konsum als Sicherheitsverhalten in sozialen Situationen (Mut antrinken); demonstrativ trinken, um zu zeigen, wie hilflos man ist (Hilflosigkeitsappell)
- emotional instabile PS: trinken zur Affektregulation (sowohl negative als auch positive Affekte); exzessiv trinken als Strategie zur Selbstverletzung; trinken als dysfunktionale Traumabewältigung
- histrionische PS: trinken zur Induktion positiver Stimmung; trinken zum Herstellen von Aufmerksamkeit
- antisoziale PS (APS): trinken, um sich in ein angenehmes Stimulationsniveau zu bringen; Sensation Seeking bei permanenter Belohnungsunteraktivierung (zwischen Suchtpatienten und APS können ähnliche biologische Mechanismen angenommen werden, die mit einer chronischen geringen Stimulation des Belohnungssystems assoziiert sind und einen dysphorischen Grundaffekt hervorrufen)

Entkopplung zwischen Konsum und Funktionalität bei chronischem Konsum

Bei fortgeschrittener Sucht kommt es zunehmend zu einer Entkoppelung zwischen dem Suchtverhalten und dessen ursprünglicher Funktionalität. Die Sucht dreht sich dann um sich selbst. Es wird konsumiert, um zu konsumieren. Bei weiter fortgesetztem Konsum schleichen sich erneut Vermeidungsschemata ein, die diesmal jedoch suchtimmanent sind. Nun dient der Konsum vorwiegend einer Vermeidung von Entzugserscheinungen.

Das Annäherungssystem wird im Gehirn im linken präfrontalen Kortex unter Beteiligung des Belohnungssystems aktiviert. Das im Nucleus Accumbens ausgeschüttete Dopamin vermittelt dabei ein angenehmes Erregungsniveau. Das für Suchtpatienten typische »drug search behavior«, welches durch eine antizipierte positive Erwartung aufrechterhalten wird, verdeutlicht die Kraft, die ein aktiviertes Annäherungssystem erzeugen kann.

In der Suchttherapie geht es darum, Annäherung an Abstinenz und Distanz bzw. Vermeidung bezüglich des Konsums zu erreichen. In der Phase einer Verhaltensänderung, d. h. der Annäherung an Abstinenz, sind Betroffene auf komplexe Weise neuen Situationen ausgesetzt. Das bisherige Annäherungsverhalten (an die Substanz) wird unterbunden und auf einen neuen Zustand, die Abstinenz, ausgerichtet. Es können Situationen auftreten, in denen sich Betroffene überfordert fühlen oder in denen sie durch Suchtdruck in ihrer freien Entscheidungsfindung gehemmt sind. Hier spielen neurobiologische Faktoren eine wichtige Rolle. Dazu kommt, dass die Lebensgestaltung von Suchtpatienten eine geringe Passung mit Abstinenz aufweist, indem Tätigkeiten üblicherweise um die Sucht herum organisiert sind und Abstinenz in diesem Lebensentwurf kaum einen Belohnungswert aufweist.

Abstinenz als Handlungsziel muss zudem noch weiter ausdifferenziert werden. Denn Abstinenz ist für sich genommen ein Negativzustand, der lediglich bedeutet, dass etwas nicht mehr getan wird (Drogen konsumieren). Um Annäherung an Abstinenz realistisch zu machen, muss geklärt werden, was anstatt des Konsums getan werden soll. Und dieses Zielverhalten muss für die Betroffenen derart positiv konnotiert sein, sodass sich Annäherungsbereitschaft entwickeln kann. Daher ist Annäherung nach Grawe (2004) stets mit der *Aktivierung von Ressourcen* assoziiert.

> **Merke**
> Abstinenz bedeutet lediglich, dass ein zuvor gezeigtes Verhalten nicht mehr gezeigt wird. Um Annäherungsbereitschaft zu generieren, sollte durch Ressourcenaktivierung geklärt werden, welches positiv konnotierte Verhalten den Konsum ersetzen kann.

Ambivalenz

Suchtpatienten leiden unter starker Ambivalenz, wenn Inkongruenz entsteht zwischen den Suchtschemata und den Motiven für Abstinenz. Es entstehen Zielkonflikte. Das ist ganz normal während des motivationalen Stadiums der Absichtsbildung, wenn Überlegungen zu Vor- und Nachteilen einer Verhaltensänderung angestellt werden. Aber auch in späteren Stadien können immer wieder Unsicherheiten und Zweifel auftreten, denn die relativ löschungsresistenten Suchtschemata bestehen über alle Stadien des motivationalen Prozesses hinweg und können daher situationsabhängig getriggert werden. Dies kann zu schnellen Wechseln zwischen Annäherungs- und Vermeidungsschemata führen bis hin zu Konsumrückfällen. Diese Wechsel werden als Ambivalenz bzw. als Konflikt erlebt (*Annäherungs-Vermeidungs-Konflikt*), stellen aber keine fehlende Motivation dar. Bei Suchtpatienten, die sich in Therapie befinden, ist in der Regel von gegebener Änderungsmotivation auszugehen, auch wenn das ambivalente Verhalten der Patienten mitunter paradox wirken kann.

> **Merke**
> Ambivalenz ist ein normaler Zustand im Rahmen eines Annäherungs-Vermeidungs-Konflikts und ist nicht mit fehlender Änderungsmotivation gleichzusetzen.

Es ist ein Grundgedanke des Motivational Interviewing (s. u.), dass unmotiviert wirkende Suchtpatienten im jeweils aktivierten Zustand der Annäherung an Abstinenz oder an Konsumverhalten nicht unmotiviert sind, sondern ambivalent. Zur Verdeutlichung dieses Zustands wurde das Ambivalenzmodell entwickelt, welches auch in der Therapie eingesetzt werden kann, um mit Patienten die Vor- und Nachteile einer Verhaltensänderung versus einer Beibehaltung des Status Quo zu identifizieren (▶ Abb. 3.5). Dabei zeigt sich in der Regel, dass Vorteile des Substanzkonsums lediglich kurzfristig wirksam sind, während Vorteile einer Verhaltensänderung auch aus langfristiger Perspektive bestehen.

Vorteile des Suchtverhaltens	Vorteile der Abstinenz
Nachteile des Suchtverhaltens	Nachteile der Abstinenz

Abb. 3.5: Ambivalenzmodell (umbenannt und modifiziert nach Miller und Rollnick 2015, S. 279, Abdruck mit freundlicher Genehmigung von Lambertus)

Abstinenzschemata und Suchtschemata koexistieren über einen langen Zeitraum, und es ist wichtig, die mit Sucht assoziierten Reize (Triggerreize) möglichst auf Distanz zu halten. Besonders zu Beginn einer Behandlung kann es sinnvoll sein, Patienten durch einen stationären Klinikaufenthalt aus ihrem gewohnten Umfeld herauszunehmen, um allmählich Abstinenzschemata aufzubauen. Lange stationäre Aufenthalte sind außer bei sehr schweren Suchtverläufen jedoch nicht sinnvoll, da Suchtschemata relativ löschungsresistent sind. Folglich müssen Betroffene sich in ihrem alltäglichen Umfeld

3.9 Therapiephase 2: Symptombezogene Interventionen

bewähren, nachdem Abstinenzschemata generiert wurden. Und sie müssen in riskanten Situationen immer wieder aktiv die Entscheidung für Abstinenz und gegen Konsum treffen. Dies ist auch das Rational für die konfrontative Cue-Exposure-Therapie, in der Betroffene therapeutisch geleitet lernen, alltäglichen Triggerreizen, wie das Passieren einer Kneipentüre oder Alkoholwerbung im Fernsehen, zu widerstehen (s. u.). Trigger können in der äußeren Umwelt liegen, sie können aber auch innere Zustände repräsentieren, wie z. B. Stress. Für den Therapieerfolg ist es daher unerlässlich, dass sich Patienten dessen bewusst sind, um möglichst frühzeitig Gegenmaßnahmen zu ergreifen, bevor der »point of no return« erreicht ist (und konsumiert wird). Wichtig ist daher auch, Triggerreize zu identifizieren, die das Abstinenzschema aktivieren, was bestimmte Verhaltensweisen, Vorstellungen oder Wünsche an das eigene Leben sein können, die mit der Sucht unvereinbar sind.

Ambivalenz ist ein Zustand, der von Betroffenen höchst aversiv erlebt wird. Daher ist es auch kontraindiziert, Suchtpatienten mit Vorwürfen zu begegnen, wenn sie aus dem Zustand der Ambivalenz heraus erneut konsumiert haben. Sie leiden selbst vermutlich bereits genug darunter.

Die meisten Suchtpatienten haben zudem meist einige erfolglose Abstinenzversuche in Eigenregie zu verbuchen, wenn sie die Hilfe eines Therapeuten aufsuchen. Im ungünstigsten Fall haben sich daraus dysfunktionale Versagensschemata herausgebildet, assoziiert mit Resignation und geringer Selbstwirksamkeitserwartung. Dies wäre dann eine Indikation für die kognitive Therapie, die weiter unten vorgestellt wird (▶ Kap. 3.9.6).

Merke
Suchtpatienten sind in der Regel nicht unmotiviert, sondern ambivalent, wenn sie in Therapie sind. Ambivalenz sollte dabei nicht als Problem, sondern als zentrales Symptom der Sucht betrachtet werden. Ambivalenz wird von Betroffenen sehr aversiv erlebt. Es

> ist ein Zustand der inneren Zerrissenheit, die danach drängt, sich in eine der beiden angebotenen Richtungen hin aufzulösen.

Der Konflikt motivationaler Ziele, der die Ambivalenz von Suchtpatienten begründet, wird von Miller und Rollnick (2015) anschaulich als ein »inneres Komitee« im Patienten verdeutlicht, welches sich nicht zu einigen vermag. Kognitionspsychologisch würde von *kognitiver Dissonanz* gesprochen.

Motivational Interviewing zum Aufbau von Änderungsmotivation

Nahezu alle positiv evaluierten Suchttherapiekonzepte integrieren Elemente der motivierenden Gesprächsführung bzw. dem Motivational Interviewing (MI). Es dient dem Aufbau von Änderungsmotivation und der Reduktion von Ambivalenz. Als Voraussetzung für eine erfolgreiche Durchführung des MI postulieren dessen Autoren, dass Therapeuten eine bestimmte humanistische innere Haltung einnehmen und eine entsprechende Art der Kommunikation pflegen. Es ist an dieser Stelle wichtig zu erwähnen, dass vermutlich ein realisiertes MI in Reinform nicht vergleichbar ist mit der häufigen Integration von Elementen des MI in komplexe Therapiekonzepte, welche zudem Elemente der Psychoedukation und der kognitiven Verhaltenstherapie vorhalten. Streng genommen widerspricht die Art und Weise, wie Psychoedukation häufig durchgeführt wird (der Therapeut als Experte), dem Grundgedanken des MI, es sei denn, Patienten nehmen sie freiwillig an oder bitten sogar darum (»was würden Sie mir raten?«). Bereits das Zuweisen des Patienten zu den verschiedenen Interventionen durch das Behandlungsteam passt nicht zum »Spirit« des MI. Letztendlich sollte auch im Rahmen komplexer multimodaler Suchttherapieprogramme, sofern mit Elementen des MI gearbeitet wird, eine einheitliche Haltung eingenommen werden, unabhängig von der Art der jeweiligen Intervention. Das bedeutet, dass die therapeutische Haltung aus dem MI, solange Patienten an entsprechenden Einheiten teilnehmen, auch auf die anderen Module des Konzepts übertragen werden sollte. Wenn Behandler in unterschiedlichen Therapiemodulen jeweils unterschiedliche Beziehungsangebote vorhalten, dürfte auf der einen Seite die Wirkung des MI-Spirit in den MI-Einheiten verloren gehen. Darüber hinaus ist es für die Patienten verwirrend, wenn sie erst als Experten betrachtet werden, deren eigenverantwortliches und selbstgesteuertes Handeln betont wird, sie hingegen am folgenden Tag in einer anderen Therapie das Gefühl haben, plötzlich weniger ernst genommen zu werden.

Grundgedanken und Haltung im MI

Es ist eigentlich erstaunlich, dass MI innerhalb der empirisch ausgerichteten Psychotherapie einen derart festen Platz eingenommen hat. Denn es fußt nicht auf einer umfassenden Motivationstheorie und ist auch nicht aus einer systematischen klinischen Erforschung wirksamer Parameter für Veränderung entstanden. Stattdessen entwickelten Miller und Rollnick das MI in den 1980er Jahren, indem sie ihre praktischen Erfahrungen aus der Beratung von Menschen mit Suchtproblemen zusammentrugen und konzeptualisierten (Spaeth et al. 2017). Den Anspruch des MI verdeutlichen dabei anschaulich die Untertitel der ersten Auflagen dieses beziehungsorientierten und humanistisch geprägten Konzepts: »preparing people for change« (Miller und Rollnick 1991, 2002) sowie »helping patients change« (Miller und Rollnick 2012). Es ist explizit nicht das erklärte Ziel des Konzepts, dass Patienten ihren Alkoholkonsum oder andere problematische Verhaltensweisen beenden. Es geht vielmehr um die motivationale Weichenstellung. Es geht um die Ambivalenz Betroffener, die als normales Problem bei Menschen mit Abhängigkeitserkrankungen betrachtet wird. Die Therapie soll helfen, Ambivalenzen zu analysieren und aufzulösen, um so letztendlich die Änderungsmotivation zu erhöhen. Das Besondere am MI ist sein sogenannter »spirit«. Patienten werden zu nichts gedrängt, nicht überredet, es wird nicht argumentiert und nicht gemaßregelt, wenn sie sich *für* den Substanzkonsum entscheiden. Argumente für Veränderung sollen

Patienten selbst formulieren, während sich Behandler lediglich als deren »Geburtshelfer« verstehen (Spaeth et al. 2017). Es gilt die Annahme, dass aktives Überreden der Betroffenen eher Reaktanz erzeugt als Veränderung induziert. Daher werden die Motive der Patienten gegen eine Veränderung ebenso wertgeschätzt wie Motive für Veränderung. Auf der anderen Seite ist MI dennoch direktiver bzw. lenkender als beispielsweise die klassische Gesprächspsychotherapie. Denn im sog. »Change Talk« (s. u.) werden Veränderungsaussagen von Patienten systematisch fokussiert und verstärkt. Die »Geburtshelfer« unterstützen ihre Patienten dabei, Diskrepanzen zu erkennen zwischen ihrem aktuellen Verhalten und ihren langfristigen Werten und Zielen. Das motiviert zur Veränderung. Wichtig ist es, dass Patienten ihre Ambivalenz selbst auflösen. Therapeuten fördern diesen Prozess, indem sie aktiv zuhören (paraphrasieren, reflektieren und zusammenfassen), empathisch und immer wertschätzend sind. Im Unterschied zur therapeutischen Rolle bei psychoedukativen Interventionen, bei denen Therapeuten häufig als Experten auftreten, realisieren sie im MI eine Kommunikation auf Augenhöhe. Des Weiteren verdeutlichen Therapeuten ihren unbedingten Glauben an und ihre Zuversicht gegenüber der Fähigkeit ihrer Patienten, sich zu verändern, wodurch deren Selbstwirksamkeitserwartung gestärkt wird.

Interventionen im MI

Die zentrale Intervention im MI ist der sogenannte »Change Talk«. Dabei stellt der Therapeut vorwiegend offene Fragen und sollte stets im Blick haben, welche Dynamik eine Frage oder eine Bemerkung beim Patienten auslöst. Ziel ist es, dass Patienten durch die Interventionen des Therapeuten Veränderungsargumente und somit eine Abstinenzorientierung entwickeln. Ungünstig sind dagegen Interventionen, die bei Patienten das Bedürfnis erzeugen, ihr Problemverhalten zu verteidigen oder zu rechtfertigen. Offene Kritik oder offensives Argumentieren von Therapeuten beispielsweise erzeugt meist das Gegenteil von dem, was beabsichtigt ist. Patienten reflek-

3.9 Therapiephase 2: Symptombezogene Interventionen

tieren dann, warum sie vermeitlich kein Problem mit bspw. Alkohol haben und ihren Konsum im Griff haben. Für die Therapie wäre es jedoch wünschenswert, dass Patienten ihren problematischen Konsum erkennen und sich eingestehen, dass ihnen allmählich die Kontrolle darüber entgleitet. Der Grat ist dabei ziemlich schmal zwischen dem erwünschten Fördern von einer günstigen Änderungsmotivation und dem Erzeugen einer ungünstigen Rechtfertigungshaltung bzw. Verteidigungshaltung bei Patienten. Dies wird beispielhaft deutlich, wenn im Folgenden der Umgang mit der »Wichtigkeitsskala« und der »Zuversichtsskala« aus dem MI vorgestellt wird.

Folgende Themen werden diskutiert:

1. *Nachteile des Status Quo und Vorteile einer Veränderung* (wobei Patienten wertschätzend eingeladen sind, auch die Vorteile des Status Quo und Nachteile einer Veränderung einzuräumen). »Was beunruhigt Sie an der aktuellen Situation? Was spricht dafür, sich zu verändern?«

2. *Veränderungsabsicht* des Patienten, wofür die sog. »Wichtigkeitsskala« genutzt werden kann:

»Wie wichtig ist es Ihnen, Ihren Cannabiskonsum zu beenden?«
1 2 3 4 5 6 7 8 9 10
(unwichtig)   (sehr wichtig)

Angenommen, ein Patient gibt eine 2 auf der Skala an, dann wird sich dem Therapeuten intuitiv die Frage aufdrängen, warum der Patient seinen Cannabiskonsum nicht etwas kritischer bewertet. Die Frage »Warum haben Sie denn keine 4 oder 5 angegeben?« würde den Patienten jedoch in eine Rechtfertigungsposition drängen, aus der heraus er seinen Drogenkonsum verteidigt. Er würde beispielsweise argumentieren, dass er ja bislang eigentlich ganz gut klargekommen sei, dass er jederzeit aufhören könne, Cannabis zu konsumieren, wenn er das wolle etc. Um beim Patienten Veränderungsargumente zu provozieren, sollte der Therapeut in die andere Richtung der Skala fragen und könnte sich (im vorliegenden Beispiel) zunächst über die Angabe einer 2 freuen. Die Frage »Warum haben Sie denn keine 1 angegeben?« generiert beim Patienten einen Denkprozess in Richtung einer Veränderungsorientierung. Beispielsweise könnte er antworten, seine Frau habe gedroht, sich scheiden zu lassen, wenn der Cannabiskonsum nicht beendet würde oder er käme häufig nicht gut aus dem Bett, wenn er abends zuvor viel getrunken habe.

3. Optimismus bezüglich einer Veränderung: »Was gibt Ihnen die Zuversicht, dass Sie die Veränderung schaffen können? Welche persönlichen Stärken können Ihnen dabei helfen?« Das Ausmaß der Veränderungszuversicht kann mit der »Zuversichtsskala« des MI erfasst werden:

»Wie überzeugt sind Sie, dass Sie es schaffen werden, Ihren Cannabiskonsum zu beenden?«									
1	2	3	4	5	6	7	8	9	10
(unsicher)									(sehr überzeugt)

Es gilt wie zuvor bei der Wichtigkeitsskala, auf eine bestimmte Art und Weise auf die Skalierung des Patienten zu reagieren, sodass keine ungünstigen Kognitionen ausgelöst werden. Der wenig änderungsmotivierte Patient gibt beispielsweise an, er sei eigentlich sehr überzeugt, dass er es schaffen könnte, nüchtern zu bleiben, so etwa Skalenpunkt 9. Hier würde der Patient durch die Frage des Therapeuten, warum der Patient denn nicht wenigstens eine 8 oder eine 7 angegeben hätte (immerhin habe er ja schon drei Rückfälle zu verbuchen) in eine Verteidigungsposition gedrängt. Konsequenz sind Argumente für das Beibehalten des Status Quo. Die Frage dagegen, warum der Patient denn nicht ganz sicher sei und keine 10 angegeben habe, würde Argumente gegen den Substanzkonsum und für ein selbstkritischeres Denken fördern.

3.9 Therapiephase 2: Symptombezogene Interventionen

4. Relevante Themen identifizieren und vertieft explorieren: Wenn ein Grund für Veränderung genannt wird, ist es wichtig, nicht zu schnell darüber hinweg zu gehen. Stattdessen sollte das Thema möglichst genau exploriert werden.

5. Auf dem vorigen Punkt aufbauend ist es besonders effektiv, langfristige Lebensziele und persönliche Werte zu klären, um Diskrepanzen/Inkongruenzen zwischen diesen langfristigen Zielen und Werten einerseits und dem aktuellen Lebensstil andererseits herauszuarbeiten. Das erzeugt einen Zustand kognitiver Dissonanz. Da dies ein quälender Zustand ist, werden Patienten versuchen, die Dissonanz aufzulösen. Therapeuten sollten dabei strikt vermeiden, ihre Patienten durch Argumentieren aktiv zu überreden. Es zeigte sich, dass dadurch primär Reaktanz hervorgerufen wird. Argumente für oder gegen Veränderungen sollen von den Patienten selbst formuliert werden. Durch geschicktes Fragen des Therapeuten werden Patienten angeregt, eine Veränderungsperspektive einzunehmen.

6. Langfristige Perspektive einnehmen: Der klinische Eindruck legt nahe, dass intrinsische Änderungsmotivation am effektivsten aufgebaut wird, indem lang- und kurzfristige Ziele des Patienten diskutiert und Diskrepanzen zwischen aktuellem Verhalten und langfristigen Zielen herausarbeitet werden. Abzusehen ist dabei von jeglichen detektivisch-entlarvenden Äußerungen des Therapeuten im Sinne von »Aha, sehen Sie ...«. Folgende Fragen sind günstig:

- »Wo wollen Sie hin? Was sind Ihre langfristigen Ziele?«
- »Was machen Sie aktuell, um Ihre Ziele zu erreichen?«
- »Was an Ihrem aktuellen Verhalten verhindert es, dass Sie Ihre Ziele erreichen?«
- »Welchen Vorteil hätte es, weiterzumachen, wie bisher? Welchen Nachteil sehen Sie dabei?«
- »Welchen Vorteil hätte es, etwas zu verändern? Welchen Nachteil sehen Sie dabei?«

Suchtverhalten ist ausschließlich kurzfristig betrachtet effektiv. Je langfristiger die Perspektive, umso dysfunktionaler werden die Folgen des Substanzkonsums. Daher sollten Suchtpatienten lernen, erst dann zu handeln, wenn sie ihr Verhalten auch aus einer langfristigen Perspektive heraus bewertet und für gut befunden haben. Suchtpatienten haben häufig verlernt, langfristig zu denken, sondern denken nur noch von einem Moment zum nächsten. Schnelle und passive Bedürfnisbefriedigung ist das zentrale Merkmal von Substanzkonsum. Die entscheidende Frage, die sich Patienten vor einer Handlung stellen sollten, lautet daher: »Bin ich in zwei Tagen immer noch mit der Handlung einverstanden, oder würde ich mir dann wünschen, anders gehandelt zu haben? Wenn ich jetzt so oder so handle, was denke ich in einer Woche darüber?«

7. Extreme erwägen: Es kann hilfreich sein, sich einmal bewusst zu machen, wo der eingeschlagene Weg schlimmstenfalls enden wird, wenn es nicht zu einer Verhaltensänderung kommt. »Was könnte schlimmstenfalls/bestenfalls geschehen, wenn Sie weitermachen, wie bisher/wenn Sie Ihr Verhalten verändern?«

8. In die Vergangenheit und die Zukunft blicken: Wenn sich das gesamte Leben nur noch um die Sucht dreht, gerät leicht in Vergessenheit, was einem früher einmal Freude bereitet hatte. Insbesondere wenn die Sucht bereits weit fortgeschritten ist, hat möglicherweise die Lebensqualität deutlich nachgelassen. Es kann hilfreich sein, sich bewusst zu machen, welchen persönlichen Gewinn es bedeuten könnte, das vergangene Leben wieder aufzunehmen. Möglicherweise wird Patienten ein potenzieller Lebensentwurf deutlich, der mehr Lebensqualität enthält als die Aussicht, nichts zu verändern und weiter Drogen zu konsumieren. »Was war früher anders, als es Ihnen noch gut ging? Wie könnte Ihre Zukunft aussehen, wenn Sie Ihr Verhalten ändern?«

Gesprächstechniken im MI

Es gibt vier zentrale Techniken, die den Sprachstil von MI-Therapeuten charakterisieren.

Offene Fragen stellen: Auf geschlossene Fragen antworten Patienten mit »Ja« oder »Nein«. Der Therapeut gibt das Thema vor und erfragt

3.9 Therapiephase 2: Symptombezogene Interventionen

lediglich die Zustimmung oder Ablehnung. Offene Fragen dagegen implizieren nicht bereits vor der Antwort des Patienten den Möglichkeitsraum seiner Stellungnahme. Offene Fragen können ganz neue Informationen generieren. Sie sind wertschätzender, da der Therapeut sein Interesse an der Gedankenwelt seines Gegenübers zum Ausdruck bringt. Beispiele für offene Fragen:

- »Welche Auswirkungen hat der Drogenkonsum auf Ihr Leben?«
- »Welche Gründe könnte es für Sie geben, sich zu verändern?«
- »Was kann ich für Sie tun?«

Würdigungen: Damit wird eine aktiv ressourcenorientierte Haltung des Therapeuten beschrieben. Aktiv, da dem Patienten mitgeteilt wird, dass der Therapeut Ressourcen bei ihm erkennt. Gewürdigt werden können bestimmte Verhaltensweisen (»ich finde es gut, dass Sie bereits mehrere Male versucht haben, abstinent zu werden«) oder Eigenschaften (»ich bewundere es, dass Sie trotz einiger Rückschläge nicht aufgegeben haben«).

Reflektierendes Zuhören: Das reflektierende Zuhören beschreibt eine nachvollziehbare Interpretation dessen, was der Patient mit seiner Aussage gemeint haben dürfte. Die Technik weist Überschneidungen auf mit der dritten Validierungsstufe aus der Dialektisch-Behavioralen Therapie (DBT; Linehan 1996), dem sog. »Mind Reading«.

Patient: »Ich habe gestern wieder Cannabis geraucht und bin heute Morgen kaum aus dem Bett gekommen. Das nervt mich.«

Therapeut: »Ihnen reicht es jetzt mit dem Cannabiskonsum und Sie überlegen, ob Sie etwas daran ändern möchten.«

Die validierende Wirkung besteht darin, dass der Therapeut damit letztendlich ausdrückt, dass er mit der Aussage des Patienten etwas anfangen kann. Im MI geht es wie in der DBT um den Aspekt des Validierens, indem Patienten bemerken sollen, dass ihre Aussagen nachvollziehbar sind. Das vermittelt Wertschätzung. Darüber hinaus verdeutlicht der Therapeut sein Interesse am Patienten, indem er dessen Sichtweisen ganz genau verstehen möchte. Indem die Aussage des Patienten durch den Therapeuten wiederholt wird, wird zudem deren Wichtigkeit unterstrichen. Die Antwort des Therapeuten soll wie im o. g. Beispiel als Aussage (»Ihnen reicht es jetzt...«) und nicht als Frage (»Bedeutet dass, es reicht Ihnen jetzt mit dem Konsum?«) formuliert werden. Auf eine Frage hin würde der Patient seine Aussage möglicherweise hinterfragen und korrigieren, was die unvoreingenommene Selbsterkundung im MI verhindern könnte (Spaeth et al. 2017).

Zusammenfassen: Das Zusammenfassen ist ähnlich wie das reflektierende Zuhören, beschränkt sich jedoch auf das fokussierte Zusammenführen der zentralen Aussagen des Patienten. Dadurch wird der Patient angeregt, seine Gedanken weiterzuführen und es resultiert eine vertiefte Auseinandersetzung mit den besprochenen Themen. Beim reflektierenden Zuhören und Zusammenfassen werden primär diejenigen Aussagen des Patienten mit Veränderungscharakter fokussiert.

Weitere motivationsfördernde Interventionen

Entscheidung für einen neuen Weg

Die »Entscheidung für einen neuen Weg« wurde in der DBT entwickelt (Linehan 1996) aufgrund der Beobachtung, dass anfängliche Motivation bei therapeutischen Veränderungsprozessen im Laufe der Zeit nachlassen kann. Damit steigt gleichzeitig die Rückfallgefahr in altes Problemverhalten, weshalb es wichtig ist, dass sich die Betroffenen ihrer Ziele täglich bewusst werden. Diese tägliche Bewusstwerdung ist die »Entscheidung für einen neuen Weg«, wobei der neue Weg bei Suchtproblemen die Abstinenz oder Konsumreduktion darstellt. Patienten sollen sich jeden Tag die Gründe für ihre Abstinenz- oder Reduktionsentscheidung möglichst plastisch vor Augen führen und die Entscheidung immer wieder aufs Neue bewusst treffen. Idealerweise erfolgt dies über das tägliche Ausfüllen der o. g. Tagebuchkarten.

3.9 Therapiephase 2: Symptombezogene Interventionen

Ziel- oder Stichtag

Es gibt unterschiedliche Wege zur Abstinenz und gute und weniger gute Passungen zwischen der Wahl eines Weges und einem Patienten mit einer bestimmten Suchtproblematik. Es gibt Patienten, die sich für eine sofortige und absolute Abstinenz entscheiden; andere Patienten wählen den graduierten Weg des allmählichen Herunterdosierens ihres Suchtmittels.

Für bestimmte Substanzen, beispielsweise die Benzodiazepine, gibt es spezifische Absetzschemata, die festlegen, in welchen Intervallen welche Dosierungen reduziert werden. Es gibt jedoch nicht den einen Königsweg beim Absetzen bzw. Ausschleichen eines Suchtstoffs. Weit verbreitet ist es, unterschiedliche Benzodiazepine zuerst auf das eine Benzodiazepin Diazepam (Valium) wegen dessen langer Halbwertszeit umzustellen und es dann langsam zu reduzieren. Die lange Halbwertszeit soll Entzugssymptome bei der Reduktion möglichst verhindern. Die Deutsche Hauptstelle für Suchtfragen (DHS) rät dagegen unter Bezugnahme auf Holzbach (2006) explizit dazu, auf Medikamente mit mittlerer Halbwertzeit umzustellen. Stationär bietet sich dafür Oxazepam an, ambulant Clonazepam in Tropfenform (ambulant kleinere Reduktionsschritte). Die mittlere Halbwertszeit hat den Vorteil, dass kein Kumulativeffekt durch die lange Halbwertszeit auftritt (und damit keine Dosiserhöhung erfolgt).

Für alle Varianten gilt es, dass die einzelnen Reduktionsschritte sowie die letztendliche Abstinenz zeitlich so genau wie möglich definiert werden sollten. Beispielsweise ein bestimmter Dosis-Reduktionsschritt pro Woche. Gegen Ende des Ausschleichprozesses sollten immer sehr kleine Reduktionsschritte stattfinden, während bei anfänglich oft hohen Ausgangsdosen größere Reduktionen toleriert werden. Nicht empfehlenswert ist es dagegen, nach einer erfolgten Dosisreduktion »erst mal zu schauen, wie es funktioniert«, um davon abhängig die Entscheidung für den nächsten Reduktionsschritt zu treffen. Die Argumente »ich möchte mich da jetzt nicht so festlegen« oder »ich schaue mal, wie es klappt mit dem Runterdosieren, und lasse erst mal offen, wann ich gänzlich abstinent bin«, sind problematisch. Denn variable und offene Zeitpläne eignen sich auf verführerische Weise, um missbraucht zu werden. Die klinische Erfahrung zeigt, dass die finale Abstinenz ziemlich lange bis nahezu dauerhaft hinausgezögert werden kann. Folglich ist es professionell, wenn Behandler einen definierten Ziel- oder Stichtag mit ihren Patienten festlegen. Wenn ein Patient dazu nicht bereit ist, ist zu hinterfragen, ob er sich in einem ausreichend hohen motivationalen Stadium befindet. Falls nicht, sollte zunächst mit Interventionen aus dem MI an der Änderungsmotivation gearbeitet werden. Mit änderungsmotivierten Patienten kann ein definitiver Ziel- oder Stichtag vereinbart werden, ab dem der Substanzkonsum beendet wird. Im Falle des gestuften Vorgehens empfiehlt es sich, die einzelnen Reduktionsschritte zeitlich und hinsichtlich der Reduktionsmenge festzulegen. Eine auf den Tag genaue Planung der einzelnen Stufen generiert eine gewisse Verbindlichkeit, zumal sich Patienten zielgerichtet auf die jeweils nächste Reduktionsstufe vorbereiten können.

Wenn ein Zieltag festgelegt ist, wird akribisch vorbereitet, wie dieser erste abstinente Tag und die kommenden Tage inhaltlich gefüllt werden, sodass keine Langeweile oder innere Leere aufkommt, die schnell in Suchtdruck übergehen können. Eine angenehme und ablenkende Beschäftigung ist hierbei günstig. Da selbstverständlich auch Unerwartetes geschehen kann, muss parallel ein Notfallplan erstellt werden, der Lösungen für schwierige Situationen vorsieht. In der DBT wird von »Stress ausbalancieren« gesprochen, wenn angenehme Tätigkeiten dazu dienen, Belastungsfaktoren zu kompensieren.

Selbstwirksamkeitserleben und Optimismus förderndes Anforderungsniveau

Unter- sowie Überforderung kann Resignation erzeugen. Um Selbstwirksamkeitserleben und günstige Erwartungseffekte im Sinne eines Empowerments (Optimismus, Hoffnung) zu fördern, sollten Therapieziele und therapeutische Aufgaben im optimalen Anforderungsbereich liegen. Deren Bewältigung darf nicht zu banal sein, sodass der Patient stolz auf sich sein kann. Sie müssen dennoch kurzfristig und realistisch erreichbar sein. Idealerweise wird von Woche zu Woche eine Aufgabe mit jeweils schwierigerem Anforderungsgrad gestellt. Das generiert schnelle Erfolge und motiviert durch die Erwartung, gesetzte Ziele aus eigener Kraft erreichen zu können.

Konsumdokumentation

Weitere wichtige Elemente zur Stabilisierung von Motivation stellen Selbstbeobachtung und Konsumdokumentation dar (vgl. »Tagebuchkarten«, ▶ Abb. 3.4). Therapeuten sollten sich die Dokumentation des Patienten jede Woche präsentieren lassen, um validierend darauf einzugehen. Das gilt auch (oder insbesondere) für Misserfolg. Erfolge können bereits für sich selbst genommen motivierend sein. Misserfolg dagegen birgt die Gefahr der Resignation. Daher ist es wichtig, keine kritische oder gar strafende Haltung einzunehmen. Stattdessen sollte eine Fehleranalyse durchgeführt und lösungsorientiert überlegt werden, was zukünftig anders gemacht werden kann. Jeder Konsumausrutscher bietet die Chance, daraus zu lernen.

»Es wäre vermutlich zu viel erwartet, dass Sie nun jede schwierige Situation bewältigen, ohne zu konsumieren. Sie sind ja in Therapie gekommen, um das zu lernen. Erzählen Sie doch mal, was los war, sodass es nicht funktioniert hatte, dem Suchtdruck zu widerstehen. Was könnten Sie denn in einer ähnlichen Situation künftig anders machen?«

Merke
Ein einzelner Ausrutscher ist kein Rückfall! Aus einer Fehleranalyse lässt sich lernen, zukünftig erfolgreicher mit ähnlichen Situationen umzugehen.

3.9.3 Skillstraining

Das Modul »Skillstraining« beinhaltet Elemente der Dialektisch-Behavioralen Therapie (DBT) nach Linehan (1996), die ursprünglich für Patienten mit Borderline-Persönlichkeitsstörungen entwickelt und für den Bereich der Suchttherapie modifiziert wurde. »Skill« ist die englische Bezeichnung für »Fertigkeit« und bedeutet im therapeutischen Kontext jedes Verhalten, welches kurzfristig geeignet ist, um das Problemverhalten (Substanzkonsum) in seiner Funktion zu ersetzen.

> **Merke**
> Skills übernehmen die kurzfristige Funktionalität des bisherigen Problem-/Suchtverhaltens, wirken langfristig aber nicht schädigend und werden aus eigener Kraft heraus wirksam, wodurch das Selbstwirksamkeitserleben gestärkt wird.

Exkurs: »Notfallmedikation« als Skill?
Häufig wird die Frage diskutiert, ob das Einnehmen einer Notfallmedikation ein »Skill« ist, wenn dadurch Problemverhalten verhindert wird. Ein Notfall ist eine akute Krisensituation, aus der sich die Patienten nicht mehr aus eigener Kraft befreien können und sich mental häufig in einem Ausnahmezustand befinden. Das Medikament soll hier eine schnelle Beruhigung des Betroffenen erzeugen. Entsprechend der o. g. Definition von »Skill« zählt das Einnehmen eines Medikaments jedoch nicht dazu, denn das bloße Herunterschlucken einer Tablette reicht nicht aus, um sich als selbstwirksam zu erleben. Dennoch bekommen viele Patienten von ihren Psychiatern entsprechende Medikamente, um Krisensituationen zu überstehen. Bei Suchtpatienten ist die Gabe suchterzeugender Benzodiazepine (1–2.5 mg Tavor expedit) jedoch kritisch zu betrachten. Ein möglicher Ersatz kann das niederpotente Neuroleptikum Promethazin sein (50 mg Atosil), welches kein

Suchtrisiko aufweist, leider aber auch weniger effektiv wirkt. Psychotherapeuten sollten Patienten die Medikation jedoch nicht ausreden, nur weil sie nicht mit der Definition eines Skills korrespondieren. Es geht vielmehr um die genaue Definition von Situationen, in denen die Notfallmedikation angemessen ist, und um ein genaues Monitoring des Nutzungsverhaltens. Wenn im Verlauf der Konsum auffällig ansteigt, sollte überprüft werden, ob sich eine Suchtentwicklung anbahnt oder ob äußere Belastungsfaktoren für den gestiegenen Konsum verantwortlich sind. Wichtig ist auch, kritisch zu beobachten, ob es zu einer Suchtverschiebung kommt, indem zwar weniger Alkohol getrunken wird, dafür aber ständig auf die Notfallmedikation zurückgegriffen wird.

Notfallmedikation kann sinnvoll in einen Krisenplan integriert und dort von Skills abgegrenzt werden:

- In drohenden Krisensituationen kann zunächst versucht werden, diese durch den Einsatz erlernter Skills abzuwenden.
- Wenn die Skills nicht funktionieren, kann zunächst überprüft werden, ob die Wahl des Skills der Situation angemessen war.
- Gegebenenfalls war der Skill zu »schwach«, um die Situation zu bewältigen. Dann wäre zunächst ein anderer, passenderer Skill auszuprobieren.
- Erst wenn Patienten die Situation nicht aus eigener Kraft heraus (mit Skills) bewältigen können, ist die Einnahme der Notfallmedikation zu erwägen.

Voraussetzung für ein Skillstraining ist ausreichende Veränderungsmotivation. Patienten befinden sich folglich im Stadium 3 oder 4 des Motivationalen Veränderungsmodells von Prochaska und DiClemente (1986). Bei Suchtproblemen ist die Änderungsmotivation von besonderer Bedeutung, da Substanzkonsum mit positiven Gefühlen assoziiert ist. Das erschwert die Anwendung von Skills, beispielsweise im Vergleich zu Patienten mit Borderlinestörungen (BPS), die Skills zur Kompensation der Selbstverletzung einsetzen (wobei auch die Selbstverletzung bei manchen BPS-Patienten positive Affekte erzeugt – die dann aber wiederum besonders schwer behandelbar sind). Doch selbst wenn sich Suchtpatienten im Zustand des Craving nach Substanzkonsum sehnen, können sie dennoch änderungsmotiviert sein, wenn sie auf kognitiver Ebene die Abstinenz verfolgen und entsprechende Handlungsbereitschaft aufweisen.

In Bezug zur Änderungsmotivation bzw. Ambivalenz ist wichtig zu wissen, dass das Erreichen eines Zielzustands zumeist länger dauert, wenn anstelle des bisherigen Suchtverhaltens Skills eingesetzt werden. Patienten können dies besser tolerieren, wenn sie sich der langfristigen Perspektive bewusst werden. Denn langfristig gedacht ist Drogenkonsum kein guter Ratgeber für den Umgang mit schwierigen Situationen. Und im Laufe der Zeit funktionieren die Skills zudem immer besser und schneller.

> **Merke**
> Für Patienten kann es zu Beginn frustrierend sein, dass Skills, die den Drogenkonsum ersetzen sollen, zunächst weniger effektiv sind als Drogen. Werden Sie darauf jedoch vorbereitet, steigt die Wahrscheinlichkeit, dass sie dies tolerieren.

Skills für Suchtpatienten können den verschiedenen nachfolgenden Domänen zugeordnet werden (vgl. Körkel und Schindler 2003; Lüdecke et al. 2015):

Sucht-Skills Stresstoleranz und Craving

Ziel ist der funktionale Umgang mit Craving sowie Stress und Anspannungszuständen. Die Patienten lernen, ansteigenden Stress frühzeitig wahrzunehmen und ihr individuelles Stressniveau kennenzulernen, ab dem sie mit Suchtdruck reagieren. Sie lernen Skills zur Reduzierung von Stress und Craving kennen. Dabei wird auch ein Krisenplan entwickelt und ein individueller »Notfallkoffer«, der

»Werkzeuge« enthält, die in Krisensituationen effektiv und verfügbar sind.

Urge-Surfing/Wellenreiten

Die Technik des »Urge-Surfing« wird eingesetzt, um Craving auszuhalten. Da es sich dabei im Wesentlichen um eine Achtsamkeitsübung handelt, wird das genaue Vorgehen weiter unten vorgestellt (▶ Kap. 3.9.8).

Die 10-Minuten-warten-Regel

Die Alternative zum achtsamen Beobachten des Suchtdrucks ist Ablenkung. Wächst der Konsumdruck, sollen sich Betroffene 10 Minuten Zeit nehmen. In diesen 10 Minuten ist eine bestimmte (zuvor festgelegte) Tätigkeit auszuführen, die keine Konsumtrigger enthält. Oft sinkt währenddessen der Suchtdruck ab, und die Betroffenen denken nach der vereinbarten Zeit gar nicht mehr an den Konsum. Insbesondere bei Nikotinsucht hat sich dieses Vorgehen gut bewährt.

Ablenkende Tätigkeiten

Bei Suchtdruck kann jegliche ablenkende Tätigkeit ausgeführt werden, z.B. Sport oder gemeinsam mit Bekannten etwas unternehmen.

Sucht-Skills Emotionen

Hier werden die Zusammenhänge zwischen Gefühlen, Craving und Rückfällen erarbeitet. Viele Suchtpatienten berichten, wie auch Thorsten in der Fallvignette (▶ Kap. 2), dass sie häufig unter Langeweile leiden, wenn sie auf Drogen verzichten. Langeweile wirkt dann als Triggerreiz für Suchtdruck und Konsumausrutscher. Zudem geht es um die Funktion der Sucht, d.h. die Klärung persönlicher Suchtmotive, die individuell unterschiedlich sein können. Es gibt Patienten, die auf negative Emotionen wie Angst oder Wut mit Suchtdruck reagieren. Bei anderen Patienten sind es auch/stattdessen positive Emotionen, indem sie sich beispielsweise mit Drogenkonsum belohnen, wenn sie sich über einen beruflichen Erfolg oder eine bestandene Klausur freuen. Eine sehr spezielle Dynamik in Bezug auf positive Emotionen ist vielen Borderlinepatienten eigen. Sie weisen eine Intoleranz gegenüber positiven Emotionen auf und reagieren mit starker Anspannung darauf. Bei komorbider Sucht ist davon auszugehen, dass zudem Craving entsteht. Erklärungen dafür sind spekulativ. Plausibel ist jedoch der Bezug zu einem desolaten Selbstwertgefühl, indem sich alles Positive fremd und unangemessen anfühlt, schlechtes Gewissen und Scham erzeugt. Es gibt aber auch Patienten, die sich durchaus über Positives freuen würden. Sie lassen die Freude jedoch von Beginn an nicht zu, da sie Angst davor haben, dass das Positive wieder enden wird und sie das dann nicht ertragen (Motto: »Freu dich nicht zu früh«).

Ziel des Moduls ist es auch zu lernen, wie Patienten für einen ausgeglichenen emotionalen Haushalt sorgen und Gefühle funktional regulieren können. Dabei spielen ganz basale Kompetenzen eine Rolle, wie regelmäßige Ernährung, gesunde Schlafhygiene und ggf. regelmäßige Medikamenteneinnahme (vgl. Lüdecke et al. 2015).

Entgegengesetzt Handeln

Ein Skill, der aus der Standard-DBT kommt, ist das »entgegengesetzte Handeln«, um Emotionen abzuschwächen, wenn sie nicht zur Situation passen oder zu intensiv sind. Aktuelle Situationen können Ähnlichkeiten mit früheren biografischen Situation aufweisen und dadurch wie ein Trigger wirken, der Affekte auslöst, die eher mit der biografischen als mit der aktuellen Situation assoziiert sind. In der DBT wird dann von einer Affektbrücke gesprochen. Entgegengesetzt Handeln bedeutet dann, sich beispielsweise bei Schamgefühlen nicht klein zu machen, sondern sich aufzurichten und die Arme wie bei stolzen Gefühlen anzuwinkeln. Das reduziert die Emotion zumindest um Nuancen. Bei traurigen Gefühlen hilft entsprechend ein leichtes Lächeln, um sich besser zu fühlen.

Ablauf beim »entgegengesetzten Handeln«:

* Schritt 1: Prüfen, ob die Emotion zur Situation passt.
  - Nein, dann wurde vermutlich über eine Affektbrücke eine »alte Emotion« aktiviert
    → *Emotion durch entgegengesetztes Handeln abschwächen*
  - Ja, Emotion passt zur Situation
* Schritt 2: Prüfen, ob die Emotion in ihrer Intensität angemessen ist
  - Emotion ist zu intensiv
    → *entgegengesetztes Handeln, um Emotion abzuschwächen*
  - Emotion ist angemessen intensiv
    → *Emotion achtsam annehmen*

Sucht-Skills Soziale Interaktion

Im Modul werden Fertigkeiten der sozialen Interaktion vermittelt, die für Suchtpatienten wichtig sind. Das können sowohl allgemeine soziale Kompetenzen sein, wie sie beispielsweise in dem »Gruppentraining sozialer Kompetenzen« (GSK) von Hinsch und Pfingsten (2015) oder dem entsprechenden Modul der Standard-DBT (Linehan 1996) vermittelt werden.

Es können aber auch spezifische Kompetenzen für Suchtpatienten sein. Dazu zählt der funktionale Umgang mit Drogenangeboten. Da viele Patienten im Verlauf der Sucht ihren gesamten Alltag auf den Konsum hin ausrichten, werden nicht selten alle Freundschaften irgendwann beendet, die nichts mit dem Suchtverhalten zu tun haben. Alle Freunde und Bekannte sind dann entweder Dealer oder selbst Konsumenten. Hier ist es wichtig, als Therapeut nicht pauschal zu insistieren, dass Patienten auf alle solche Freundschaften verzichten. Es sollte aber differenziert werden, wer ein echter Freund ist und wer mit dem Patienten nur Zeit verbringt, um Drogen zu verkaufen. Letztere sollten aufgegeben werden. Von Freunden kann jedoch erwartet werden, dass sie den Abstinenzwunsch des Patienten respektieren und sensibel damit umgehen. So können manche Freundschaften zu Konsumenten auch erhalten werden. Wichtig ist aber, dass sich Patienten der Risiken solcher Kontakte bewusst sind. Denn diese Freunde sind möglicherweise selbst suchtkrank und können ihr Konsumverhalten nicht steuern.

Beispiel: Funktionaler Umgang mit Drogenangeboten bedeutet, zunächst die aktive Entscheidung zu treffen, den »neuen Weg« zu gehen, d. h., »Nein« zu sagen:

- Bei Freunden ist es sinnvoll, Nein zu sagen und ehrlich zu begründen, warum man nicht mehr konsumieren möchte.
- Bei Fremden reicht ein bestimmtes Nein ohne weitere Begründung.
- Es gibt Patienten, die Drogenangebote ablehnen und dabei eine Ausrede formulieren möchten (vgl. Körkel und Schindler 2003). Letztendlich ist es jedem selbst überlassen, ob und wie er seine Ablehnung begründet. Das Problem an Ausreden ist, dass bei sich wiederholenden Kontakten immer neue Ausreden genutzt werden müssen. Daher ist die Ausreden-Option vermutlich nur bei einmaligen Kontakten sinnvoll (z. B. in einem Urlaub, in dem man dem Gegenüber sein Drogenproblem nicht mitteilen will).

Sucht-Skills Achtsamkeit

In diesem Modul lernen Patienten, ihre Aufmerksamkeit achtsam nach innen auf körperliche oder seelische Vorgänge zu lenken oder nach außen auf wahrnehmbare Geräusche, Düfte oder visuelle Reize. Sobald die Patienten in der Lage sind, ihre Aufmerksamkeit bewusst zu lenken, können sie sich gezielt von Suchtdruck auslösenden inneren Vorgängen distanzieren und ebenso von äußeren Triggerreizen. Zudem lernen Patienten, sich selbst im »Hier und Jetzt« intensiver wahrzunehmen und gleichzeitig eine achtsame und dadurch distanzierte Beobachterposition zu inneren und äußeren ablaufenden Vorgängen einzunehmen. Diese Kompetenzen werden später wieder aufgegriffen, wenn es in der dritten Therapiephase darum geht, die Lebensqualität zu erhöhen und Kongruenz zwischen dem realen Leben und eigenen Bedürfnissen herzustellen (▶ Kap. 3.10).

3.9 Therapiephase 2: Symptombezogene Interventionen

Generell kann die Bewusstheit im Alltag durch Achtsamkeit gefördert werden, was dazu beiträgt, nicht vorschnell und impulsiv zu handeln, wie es für Suchtpatienten typisch ist, sondern besonnen und reflektiert vorzugehen. Somit ist Achtsamkeit für ehemalige Drogenkonsumenten eine wertvolle Strategie. Oftmals nehmen Menschen Drogen, um intensivierte Erfahrungen zu machen, die Horizonte der Wahrnehmung auszuloten. Achtsamkeitsübungen haben durchaus das Potenzial, vergleichbare Erfahrungen zu vermitteln, natürlich nicht in der gleichen Intensität und darüber hinaus nur mit viel Übung und Geduld. Geduld wiederum ist keine Stärke von Drogenkonsumenten, die es gewohnt sind, für maximale Effekte lediglich etwas zu rauchen oder zu schlucken. Das, was zuvor die Droge übernommen hat, muss sich der Mensch nun mit großer Anstrengung und Geduld erarbeiten. Diejenigen, denen das gelingt, berichten von einem intensiven Gefühl der Selbstwirksamkeit. Auch, dass sich der Zustand viel »ehrlicher« anfühlt als ein Drogenrausch. Von daher ist das Trainieren von Achtsamkeit ein sehr wichtiger Aspekt in der Therapie von Suchtpatienten.

Abschließender Hinweis zur Anwendung des Skillstrainings

Skills müssen zunächst in Situationen erprobt werden, die ein geringes affektives Niveau aufweisen, entsprechend den Metaphern: »die Feuerwahr übt nicht erst, wenn es brennt« oder »Rettungsboote werden im ruhigen Fahrwasser montiert«.

Das bedeutet, dass Patienten zu Beginn des Skillstrainings noch nicht über verlässliche Kompetenzen verfügen, schwierige Situationen abstinent zu überstehen. Die Gefahr besteht, dass der Suchtdruck stärker ist als die Fähigkeit, ihm zu entsagen. Daher werden die Abläufe der Verhaltensfertigkeiten zunächst in Situationen geübt, die keinen oder geringen Suchtdruck auslösen. Ebenso wie die Feuerwehr ihre Abläufe einübt, wenn es nicht akut brennt. Die »Rettungsboote«, d. h. die Skills, werden also im ruhigen Fahrwasser montiert, d. h. eingeübt, bis sie so fest im Verhaltensrepertoire verankert sind, dass sie wie Automatismen abgerufen werden können.

In akuten Situationen steht der Patient unter Stress und ist durch den Suchtdruck erheblich abgelenkt. In solchen Situationen ist es schwierig, Abläufe zu koordinieren, wenn sie nicht automatisiert abrufbar sind. Wenn die Skills jedoch einige Male geübt worden sind und Patienten die relevanten Abläufe kennen bzw. verinnerlicht haben, sollten sie im therapeutischen Setting graduiert an riskante Situationen herangeführt werden. Es wird also mit realem Suchtdruck gearbeitet, und wenn die Situation Skills-assistiert bewältigt wurde, kann eine Situation mit höherem Konsumrisiko gewählt werden. Auf diese Weise kann überprüft werden, wie verlässlich die Skills funktionieren, und ggf. können sie nachgerüstet werden. Daher sollte die Erprobung der Skills bei echtem Craving (Transferleistung) nicht erst gegen Ende der Therapie stattfinden, sondern zu einem früheren Zeitpunkt, der eventuelle Korrekturen erlaubt.

Zur Testung der Transferleistung installierter Skills bietet sich die Kombination des Skillstrainings mit der Therapieeinheit »Cue-Exposure« an (▶ Kap. 3.9.5).

> **Merke**
> Skillstraining kann mit der Cue-Exposure-Intervention kombiniert werden. Dabei sollte graduiert vorgegangen werden, d.h., zunächst sollten Situationen gewählt werden, die nur leichten Suchtdruck auslösen. Funktionieren die Skills, können allmählich schwierigere Situationen gewählt werden.

3.9.4 Kontingenzmanagement

Kontingenzmanagement bezeichnet eine systematische Entfernung oder Darbietung von positiven oder negativen Reizen, um Verhalten in eine erwünschte Richtung zu lenken. Das bedeutet, es wird ein problematisches Verhalten verhindert und ein erwünschtes Zielverhalten aufgebaut, indem die jeweiligen resultierenden Konsequenzen bewusst gesteuert werden. Damit handelt es sich beim

3.9 Therapiephase 2: Symptombezogene Interventionen

Kontingenzmanagement um eine klassische operante VT-Strategie, die jedoch auch in einer modernen Psychotherapie einen hohen Stellenwert hat. Abgesehen von den sogenannten Aversionstherapien – vor Jahrzehnten versuchte man damit beispielsweise, sexuelle Abweichungen von einer definierten Norm zu therapieren, wozu auch die Homosexualität zählte. Wirkungsvoll war diese Intervention bekanntlich nicht. Und auch in der Suchtbehandlung kam die Aversionstherapie zum Einsatz. Die erste cannabisspezifische Therapie beispielsweise stammt aus Nigeria und zielte auf den Cannabiskonsum bei psychotischen Patienten ab (Morakinyo 1983). Die Therapie wurde im Rahmen einer unkontrollierten Studie mit 22 Cannabiskonsumenten untersucht und beinhaltete das schnelle Rauchen von THC-freiem Cannabis bei gleichzeitigem Verabreichen von Elektroschocks (Smith et al. 1988). Das Ergebnis war erstaunlich gut mit einer durchschnittlichen Einjahresabstinenzrate von 79 % (Selbstberichte) sowie deutlicher Konsumreduktion. Doch vermutlich würden heutzutage nur wenige Therapeuten dazu bereit sein, ihren Patienten Elektroschocks zu verabreichen, sodass diese Form der Behandlung in die Geschichtsbücher verabschiedet werden kann.

Stattdessen wird die Therapiebeziehung selbst zum Kontingenzmanagement eingesetzt. In der DBT beispielsweise ist dies fester Bestandteil des Konzepts. Geplante telefonische Kontaktaufnahmen zählen dazu, die stattfinden können, wenn der Patient ein bestimmtes Zielverhalten im Alltag realisiert hat. Wenn ein Patient möglicherweise plant, an einem Mittwochabend mit den Kollegen gemeinsam essen zu gehen, und dabei strikt auf alkoholische Getränke verzichtet, dann soll er anschließend den Therapeuten anrufen. Der Therapeut lobt das gelungene Verhalten des Patienten dann eingehend. Aber auch in der Therapiestunde selbst dient die Beziehung dem Kontingenzmanagement, indem durch bewusste wertschätzende Zuwendung ein positives Verhalten des Patienten bestärkt wird. Darüber hinaus findet Kontingenzmanagement immer auch im natürlichen Umfeld des Patienten statt. Hier ist es wichtig, Anreize für das Zielverhalten zu implementieren und zudem dafür zu sorgen, dass Anreizstrukturen, die ein Suchtverhalten begünstigen, entfernt werden.

Cognac-Gläser, schön platziert neben der dazugehörigen Flasche direkt im Wohnzimmer neben dem Fernseher, können bei einer Alkoholproblematik ein sehr ungünstiges Arrangement darstellen. Oder wenn es zum rituellen Ankommen im Feierabend dazugehörte, einen Joint zu drehen und zu rauchen, sollte ein anderes Ritual implementiert werden, welches ebenso wie der Joint eine gewisse Gemütlichkeit signalisiert. So könnte sich ein entsprechender Patient stattdessen einen Espresso zubereiten und sich damit 10 Minuten auf den Balkon setzen. Ein anderes Beispiel für Kontingenzmanagement ist es, wenn ehemalige Raucher jeden Tag anstelle einer Schachtel Zigaretten 5 Euro zurücklegen. Dafür können sie sich dann am Ende des Monats etwas Bestimmtes leisten. Hier besteht allerdings das Problem, dass Betroffene 30 Tage warten müssen, bis die Belohnung kommt. Und es gilt grundsätzlich, dass entsprechende Interventionen umso besser funktionieren, je unmittelbarer die Belohnung an das Zielverhalten anschließt. Gerade Suchtpatienten, die häufig recht impulsiv sind, richten ihr Verhalten meist eher an kurzfristigen Konsequenzen aus. Das sollten Therapeuten stets bedenken, denn das bedeutet, dass schnelle Therapieerfolge eine wichtige Bedingung für das langfristige Durchhalten der Patienten bedeuten. Bei der Formulierung der Therapieziele wird daher darauf geachtet, langfristige Ziele zu kurzfristig erreichbaren Zwischenzielen herunterzubrechen. Auch das soziale Umfeld von Patienten kann instruiert werden, um Teil eines Kontingenzmanagements zu werden. Teilweise geschieht dies ohnehin bereits, wenn Angehörige damit drohen, ihren süchtigen Partner zu verlassen, wenn er nicht eine Therapie beginnt. Vielen Angehörigen erscheint dies zu hart gegenüber dem Süchtigen, ist häufig jedoch der effektivste Weg, um Betroffene dem Hilfesystem zuzuführen. Doch Angehörige können auch belohnend agieren, indem sie ihrem süchtigen Partner beispielsweise sein Lieblingsessen bereiten, wenn er drei Tage nicht getrunken hat.

Selbstverständlich sind Verstärkermechanismen hochgradig individuell und können nicht von einem auf andere Patienten generalisiert werden. Voraussetzung für ein erfolgreiches Kontingenzmanagement ist eine intensive Verhaltensbeobachtung und

Verhaltensanalyse zur Bestimmung der jeweiligen Reiz- und Reaktionsbedingungen.

3.9.5 Reizkonfrontation (Cue-Exposure)

Ausgehend von den initial beschriebenen Trinkerheilanstalten, die geografisch abgelegen und somit fern ab von jeglichen gesellschaftlichen »Gefahren« lagen, hat die Behandlung abhängiger Patienten lange Zeit darauf gesetzt, Betroffene von Konsumreizen zu isolieren. Und die Methode war scheinbar erfolgreich. Denn nur selten suchten die Patienten ihr Heil in der Flucht aus der Einrichtung – was nicht nur an der großen Entfernung zur nächsten Kneipe lag. Weit draußen in ruralen Gefilden ließ sich der Suchtdruck effektiv kontrollieren. Scheinbar geheilt, arbeiteten die Patienten in den Gärten der Anlagen, und die Sucht schien weit entfernt. Wenn die scheinbar erfolgreich Behandelten wieder zurück in ihre Städte entlassen wurden, zeigte sich ernüchternd regelhaft, dass die alten Verhaltensmuster (Suchtschemata) schnell wieder aktivierbar waren. Betroffene kehrten in ehemalige Lokalitäten ein und waren schnell wieder der Sucht verfallen. Sie hatten keinerlei Kompetenzen erlangt, um mit den verführerischen Konsumreizen umzugehen.

Der Grund dafür liegt in der relativen Löschungsresistenz des Suchtgedächtnisses, welches Elemente des Belohnungssystems und des Informationsverarbeitungssystems integriert. Das Gehirn hat die angenehmen Gefühle gespeichert, die der Konsum psychoaktiver Substanzen erzeugt. Das Tegmentum im Mittelhirn hat in Verbindung mit Substanzkonsum den Botenstoff Dopamin produziert und dieses zum zentralen Endpunkt des Belohnungssystems geleitet, dem Nucleus Accumbens. Der Organismus assoziiert sodann das resultierende positive Gefühl mit dem Konsum des Suchtstoffs. Bei wiederholtem Konsum entsteht ein entsprechendes neurophysiologisches Schema. Wenn das Gehirn einen Suchtreiz detektiert, wird auch nach Jahren der Abstinenz das ehemalige Rauscherleben assoziiert und im Zustand des Craving sehnsüchtig erinnert.

Diese Erkenntnis führte zu einem Paradigmenwechsel in der Behandlung von Suchtpatienten. Zwar mag zu Beginn einer Therapie eine Distanzierung mitunter vonnöten sein, wenn Patienten ihrer Sucht derart kontrollverlustig verfallen sind, dass eine Behandlung in Präsenz der Trigger zunächst nicht möglich erscheint. Wichtigstes Therapieziel ist es dann, einen neuen Umgang mit den Triggerreizen zu lernen. Dies erfolgt mit der Technik der *Cue-Exposure*, der *Reizkonfrontation mit Reaktionsverhinderung*: Patienten werden mit dem suchtassoziierten Reiz konfrontiert, um Craving auszulösen, ohne dass Patienten ihre Verhaltenskontrolle verlieren.

Vorbereitung und Ablauf der Cue-Exposure

Eine Cue-Exposure-Therapie muss *genau vorausgeplant* werden. Insbesondere der Umgang mit eventuell auftretendem Suchtdruck während der Zeit nach der Konfrontation sollte akribisch besprochen werden, denn sonst steigt die Gefahr eines Rückfalls. Vorsicht ist auch bei Patienten geboten, denen es nicht schnell genug gehen kann. Sie neigen dazu, sich zu überschätzen und sich unvorbereitet auf die Konfrontation einzulassen. Insbesondere im ambulanten Setting ist es gefährlich, Suchtdruck zu aktivieren, wenn nicht sicher ist, dass die Patienten ihn effektiv kontrollieren können. Der Weg von der Therapiestunde in die nächstgelegene Kneipe kann eine Folge therapeutischer Überschätzung sein.

Cave: Grundsätzlich sollte mit der Cue-Exposure erst dann begonnen werden, wenn Patienten ...

1. das Paradigma der Exposition verstanden haben.
2. über ausreichende Fertigkeiten verfügen, ihre Affekte zu kontrollieren.
3. für etwaige Notfälle einen Krisenplan und einen Notfallkoffer besitzen.

Um zu testen, ob Patienten wirklich verstanden haben, warum die Exposition ein wichtiges Therapieelement ist, sollten sich Thera-

3.9 Therapiephase 2: Symptombezogene Interventionen

peuten das Rational der Intervention von ihren Patienten erklären lassen. Beispielsweise wird von Betroffenen häufig hinterfragt, ob diese anstrengende Form der Behandlung wirklich notwendig ist, und argumentiert, sie würden sich künftig von ihrem Suchtstoff fernhalten. Doch an Orten, an denen Menschen leben, sind auch Suchtstoffe zu finden. Das gilt über verschiedene Kulturen und zeitliche Epochen hinweg. Besonders hoch wird das Risiko, auf Suchtstoffe zu treffen, wenn das Belohnungssystem beginnt, implizit danach zu suchen. Das muss Betroffenen nicht explizit bewusst sein. Denn das Belohnungssystem wird nicht nur durch äußere Reize getriggert (z. B. ein Kneipenschild), sondern auch durch subtile interne Reize, wie beispielsweise bestimmte Stimmungslagen. Und wer sucht, der findet bekanntlich auch.

Nach der Vorbereitungsphase kommt die Durchführung der Exposition. In Anlehnung an Monti et al. (1993) lässt sich der Ablauf der Expositionstherapie bei Alkoholsucht, der sich auf andere Süchte generalisieren lässt, wie folgt zusammenfassen:

1. Identifikation kritischer Situationen für einen Rückfall (Triggeridentifikation)
2. Konfrontation mit den identifizierten Reizen bzw. Triggern
3. achtsames Wahrnehmen des Craving und dessen Modulation im Zeitverlauf
4. Lernen von Bewältigungsstrategien in diesen kritischen Situationen

Wenn Patienten nicht bewusst ist, welche Trigger bei ihnen Suchtdruck auslösen, weil die Suchtschemata nur implizit repräsentiert sind, dienen *Verhaltensanalysen* deren Identifikation. Dennoch gibt es typische Trigger, die mit hoher Wahrscheinlichkeit wirksam sind. Bei alkoholabhängigen Patienten kann vermutlich das Riechen an einer leeren Whisky- oder Bierflasche Suchtdruck erzeugen. Bei Cannabis oder Amphetaminen sind es häufig Elemente des Life-Styles, die mit dem Konsumverhalten assoziiert werden. Das können Bilder von bestimmten Partyszenen sein, wie der Loveparade, und das Hören der entsprechenden Musik. Der auftretende Suchtdruck wird dann so lange ausgehalten, bis er von alleine nachlässt.

Cue-Exposure lässt sich übrigens gut mit der Therapieeinheit des Skillstrainings kombinieren. Beispielsweise lässt sich der Skill »Urge-Surfing« (▶ Kap. 3.9.3) während der Exposition anwenden, um sicherzustellen, dass Patienten nicht vermeiden, sondern sich auf das Gefühl des Craving einlassen.

Nach der Durchführung muss die Erfahrung der Exposition nachbesprochen werden. Dabei geht es um ...

- eine Auswertung des subjektiven Erlebens des Patienten während der Durchführung,
- das Festhalten relevanter Strategien im Umgang mit Craving,
- resultierende Folgen für die Abstinenzzuversicht des Patienten.

Variationen im Ablauf der Cue-Exposure

Der zuvor dargestellte Ablauf der Exposition ist ein Prototyp, von dem verschiedene Autoren tendenziell abweichen. Insgesamt kann nicht abschließend beurteilt werden, welche Variation besser als andere Abläufe ist. Vermutlich ist die Passung zwischen Methode, Therapeut und Patient entscheidend für den Erfolg der Intervention.

Einige Autoren propagieren die wiederholte Konfrontation mit Alkohol oder Darstellungen von Drogen, und dokumentieren den Ablauf mittels Tonband (Monti et al. 1993). Der Vorteil davon ist, dass die Patienten sich anschließend die Tonbandaufnahmen zuhause in Eigenregie anhören können. Denn es ist wichtig, dass zwischen der ersten und folgenden Konfrontation nicht viel Zeit verstreicht. Eine Woche bis zur kommenden Therapiestunde gilt als zu lange. Wenn daher keine Konfrontation von Patienten in Eigenregie möglich ist, sollte in der Expositionsphase der Behandlung die Frequenz der Sitzungen auf zwei- bis dreimal pro Woche erhöht werden.

3.9 Therapiephase 2: Symptombezogene Interventionen

Definition
Von einer Konfrontation *in vivo* wird gesprochen, wenn sich Patienten real mit dem Zielobjekt konfrontieren, also beispielsweise an einer echten Schnapsflasche riechen, um dann dem Suchtdruck nicht nachzugeben. *In sensu* ist die Konfrontation, wenn sie in der Vorstellung des Patienten erlebt wird, also intensiv imaginiert wird. Es erfordert eine gewisse Vorstellungskraft, doch sofern diese gegeben ist, sind In-sensu-Interventionen ähnlich wirksam wie die In-vivo-Varianten.
In vivo und in sensu können beide entweder massiert oder graduiert stattfinden. *Massiert* bedeutet, dass direkt mit der schwierigsten Übung begonnen wird, weil die Haltung ist, dass es nichts gibt, was der Patient zu fürchten hat oder was er nicht bewältigen kann. Ist man sich da nicht so sicher, sollte die *graduierte* Variante gewählt werden. Hier wird mit einem mittleren Schwierigkeitsgrad begonnen und allmählich gesteigert.

Es gibt Kollegen, die eine Konfrontation in der Gruppe bevorzugen, was für psychiatrische Kliniken mit vielen Patienten und knappen Ressourcen gut geeignet ist. Patienten konfrontieren sich in mehreren ambulanten Sitzungen gemeinsam mit jeweils ihrem Lieblingsgetränk. Hodgson (2001) propagiert die massierte Form der Exposition in vivo im Rahmen der Rückfallprävention. Der Autor plädiert sogar für die Durchführung eines therapeutisch geplanten kontrollierten Rückfalls zu Übungszwecken.

Wirkweise der Cue-Exposure

Die entscheidende Wirkweise der Cue-Exposure-Intervention ist nicht abschließend geklärt. Anstelle eines gesicherten Wirkfaktors existieren daher diverse denkbare Erklärungsansätze:

- Analog zur Reizkonfrontation bei Angststörungen wird auch bei Abhängigkeitserkrankungen die *Habituation* in Betracht gezogen.

Bei der Cue-Exposure kommt es vermutlich zu einer Habituation der verstärkten Appetenzreaktion auf substanzspezifische Reize (Cue-Reactivity).
- Hoyer und Heinig (2015) schlagen vor, mittels *Konfrontationen in verschiedenen Situationen* möglichst vielfältige Erfahrungen zu generieren, damit die neu angelegten Schemata möglichst komplex situativ verknüpft werden. Es gibt eine starke situationsbezogene Komponente der Schemaaktivierung bzw. eine *situationsspezifische Toleranzentwicklung*, die in mehreren Studien bestätigt wurde. So kann eine normale Opiat-Dosis in einer gewohnten Situation zu einer Überdosis in einer neuen Situation werden, da der Organismus durch wiederholte Gabe der Substanz in einer bestimmten Situation habituiert. So starben fast alle Tiere einer herointoleranten Gruppe von Ratten, wenn ihnen eine hohe Heroindosis in ungewohnter Umgebung verabreicht wurde. In der anderen Gruppe, in der die hohe Dosis im üblichen Setting verabreicht wurde, starben deutlich weniger Tiere (Köhler 2020).
- Der lange Zeit postulierte Wirkmechanismus einer *Löschung* neurophysiologischer Schemata scheint nicht existent. Es wird jedoch angenommen, dass wiederholte systematische Konfrontation mit suchtauslösenden Reizen und nachfolgende Reaktionsverhinderung (d. h. nicht konsumieren) das konditionierte Suchtverlangen/latente Schemaaktivierungen inhibiert.
- Inhibition der Suchtschemata bedeutet, dass funktionales Verhalten das Problemverhalten ersetzen kann. Dann koexistieren das neue und das alte Schema, und Betroffene sind angehalten, sich in Situationen, welche die jeweiligen Verhaltensmuster auslösen können, aktiv für den neuen Weg zu entscheiden. Dies muss so lange auf der Ebene der bewussten Entscheidung erfolgen, bis sich der neue Weg allmählich zu einer automatisierten Reaktionstendenz entwickelt hat.
- Durch erfolgreiche Bewältigung der Konfrontation kann das im Rahmen des Suchtverlaufs beeinträchtigte Selbstwirksamkeitserleben wieder aufgebaut werden, sodass eine kognitive Umstrukturierung stattfindet.

Kontraindikationen der Cue-Exposure

Die klinische Erfahrung weist darauf hin, dass geringe Abstinenzmotivation mit hoher Wahrscheinlichkeit Erfolge in der Exposition verhindert. Im Gegenteil steigt sogar die Gefahr, dass Betroffene nach der Durchführung rückfällig werden. Dies ist jedoch nicht eindeutig durch empirische Daten belegt.

Die Exposition sollte erst dann durchgeführt werden, wenn Patienten über ausreichende Strategien verfügen, mit Suchtdruck funktional umzugehen. Sofern dies nicht gewährleistet ist, sollten Patienten zunächst am Skillstraining teilnehmen, wo solche Strategien vermittelt werden.

Zuletzt ist zu bedenken, dass Expositionseinheiten immer mit einem gewissen Rückfallrisiko assoziiert sind. Es ist daher von entsprechenden Interventionen abzusehen, wenn Patienten sich in einer Klinik befinden, in der sie im Falle eines Rückfalls entlassen werden. Allerdings sollte diese Thematik im Team derart besprochen werden können, dass sich die Behandlung nicht zum Nachteil für den Patienten auswirkt.

3.9.6 Kognitive Therapie

Bagatellisierung von Substanzkonsum sowie *geringe Erwartung an die eigene Selbstwirksamkeit* sind typische dysfunktionale Kognitionen bei Suchtpatienten. Kognitive Umstrukturierung ist daher ein wichtiger Baustein in der Suchtbehandlung, der in bestimmten Therapiephasen schwerpunktmäßig angewendet wird, allerdings auch unterstützend bei anderen Interventionen wirken kann. So wird kognitive Umstrukturierung als ein möglicher Wirkfaktor von Expositionstherapien diskutiert, indem Patienten die Erfahrung von Selbstwirksamkeit machen und so eine höhere Selbstwirksamkeitserwartung entwickeln können. Umgekehrt kann die Konfrontationstherapie genutzt werden, um die Wirksamkeit von kognitiven Strategien zu erhöhen. Aufgrund der aktivierten Affektivität sind kognitive Interventionen umso wirksamer, wenn sie möglichst zeitnah zur oder während der Exposition eingesetzt werden (siehe Wirkfaktor »Problemaktualisierung«).

Der erfolgreiche Einsatz von Skills zur Reduktion von Craving kann ebenso die Selbstwirksamkeitserwartung steigern, also kognitiv umstrukturierend wirken, indem Patienten die Erfahrung machen, ihrem Suchtdruck nicht ausgeliefert zu sein. Katastrophisierende Kognitionen und Resignation werden ebenfalls durch erfolgreichen Einsatz von Skills reduziert (z. b. »es hat keinen Sinn, ich kann sowieso nichts gegen die Sucht ausrichten«). Im Motivational Interviewing (MI) wiederum ist das Herausarbeiten von Diskrepanzen zwischen langfristigen Lebenszielen und persönlichen Werten und dem aktuell gelebten Alltag eine zentrale Intervention. Dadurch wird kognitive Dissonanz erzeugt, die zum Nachdenken anregt und zu einer Verhaltensänderung führen soll.

> **Merke**
> Das Skillstraining, die Cue-Exposure und auch motivationsfördernde Interventionen beinhalten kognitive Elemente. Dennoch ist es zusätzlich sinnvoll, besonders hartnäckige dysfunktionale Kognitionen gesondert mittels kognitiver Interventionen zu korrigieren.

Emotionsaktivierung in der kognitiven Therapie

Das klassische kognitive Modell, welches die Veränderung von Emotionen durch eine Veränderung von Kognitionen postuliert, ist zwar nicht widerlegt, allerdings verändern sich durch klassische kognitive Therapie die dysfunktionalen Kognitionen wesentlich schneller als die assoziierten Emotionen.

»Ich habe es verstanden, aber ich fühle es nicht«, ist die typische Reaktion von Patienten in kognitiven Therapien, woraufhin klassische kognitive Therapeuten einfach damit weiter machen, kognitiv umzustrukturieren. Die neuen funktionalen Kognitionen werden so

3.9 Therapiephase 2: Symptombezogene Interventionen

lange wiederholt, bis schließlich die affektiven Schemata respondieren.

Bildgebende neurophysiologische Forschung und die Identifikation des therapeutischen Wirkfaktors »Problemaktualisierung« verweisen jedoch auf eine effektivere Art, affektive Schemata mit ihren korrespondierenden kognitiven Schemata möglichst zeitgleich zu verändern. *Affektive und kognitive Anteile* des zu verändernden Schemas müssen *parallel aktiviert* werden, bevor durch kognitive Interventionen die Veränderung induziert wird. Im aktivierten Zustand reagiert der affektive Anteil des Schemas deutlich schneller auf therapeutische Interventionen. Praktisch bedeutet das:

- Kognitive Interventionen werden eng an Interventionen gekoppelt, die in hohem Maße Emotionen aktivieren, wie beispielsweise die Cue-Exposure-Therapie.
- Vor der kognitiven Umstrukturierung kann der Patient gebeten werden, die entsprechende Situation plastisch zu imaginieren, bis sich der entsprechende Affekt einstellt.
- Es werden primär Situationen bearbeitet, die erst kurz zurückliegen und mit intensiver emotionaler Beteiligung assoziiert sind. Häufig stellen sich die Emotionen dann bereits dadurch ein, dass Patienten die entsprechende Situation berichten.
- Therapeuten können bewusst emotionsfokussiert arbeiten, indem sie emotionale Reaktionen von Patienten achtsam wahrnehmen, sie fokussieren/markieren und explizieren, ihnen stets Raum geben, sich zu entfalten, oder sie ganz bewusst fördern durch bestimmte Techniken (näheres dazu bspw. in Lammers 2018).
- Imaginative Methoden (▶ Kap. 3.9.7) und achtsamkeitsbasierte Strategien (▶ Kap. 3.9.8) lassen sich zur Aktivierung von Emotionen nutzen.

Merke
Kognitive und affektive Schemata sollten parallel aktiviert werden, damit die affektive Veränderung effektiver mit der kognitiven

> Neubewertung korrespondiert (siehe Wirkfaktor »Problemaktualisierung«).

Ablauf der kognitiven Therapie

Die kognitive Therapie durchläuft vier Phasen.

Phase 1: Vermittlung des kognitiven Modells

Ein kognitives Modell der Sucht wird in ▶ Abb. 3.1 gezeigt (siehe ▶ Kap. 3.3.2). Wichtig ist, dass Patienten den Zusammenhang zwischen Gedanken, Suchtdruck und Substanzkonsum verstehen.

Phase 2: Identifikation und Dokumentation automatischer Gedanken

Für die Dokumentation automatischer Gedanken werden in der kognitiven Therapie etwas abgewandelte Verhaltensanalysen verwendet. Dazu gibt es verschiedene Muster der Dokumentation, die auf das gleiche Resultat hinauslaufen. Es geht um die Identifikation von Situationen, die als Auslöser (Trigger) automatischer Gedanken wirken. Anschließend wird exploriert, welche Emotionen durch die Kombination aus Situation und Kognition entstanden sind und welches Verhalten daraus resultierte.

Die Erforschung der kognitiven Therapie hat zwar gezeigt, dass die ursprüngliche Vorstellung von Emotionen als Folge der Kognitionen nicht haltbar ist. Häufig treten Affekte schneller auf als die assoziierten Kognitionen. Dennoch kann das kognitive Modell beibehalten werden. Denn auch wenn erste Affekte schneller auftreten als die automatischen Gedanken, so ist dennoch eine sekundäre Beeinflussung der aufgetretenen Affekte durch absichtsvolle Modifikation der Kognitionen möglich. Kognitive Therapie funktioniert also durchaus, und ist nach wie vor ein zentrales Element in der KVT.

Für die Dokumentation von Situationen, Kognitionen und resultierenden Konsequenzen gibt es Schemata der Gründerväter der kognitiven Therapie, Albert Ellis und Aaron T. Beck (sog. Spaltentechniken): Ein entsprechendes Schema zur Dokumentation, welches die relevanten Domänen nach Ellis und Beck integriert, wird in ▶ Tab. 3.2 gezeigt.

Tab. 3.2: Spaltentechnik für die kognitive Therapie (angelehnt an Beck et al. 1997, S. 174f. mit Inhalten vom Verfasser Th. Schnell, Abdruck mit freundlicher Genehmigung von Beltz; US-amerikanische Originalausgabe: Beck et al. 1993, reprinted with permission of Guilford Press)

situative Auslöser (extern, intern)	automatische Gedanken	emotionale Konsequenzen	resultierendes Verhalten
anstrengendes Telefonat	»das ist doch nicht auszuhalten«; »ich trinke jetzt einen Schnaps«; »ist ja nicht meine Schuld«	Anspannung und Unruhe, Suchtdruck	Alkoholkonsum
schlecht geschlafen, Müdigkeit	»ich muss heute fit sein«; »ich zieh jetzt 'ne Line«; »ist jetzt auch egal«; »besser als müde zu sein«	innere Leere, wachsender Suchtdruck	Amphetamindealer anrufen und verabreden, Konsum von Amphetamin

Phase 3: Überprüfen und Modifizieren automatischer Gedanken

Sobald die automatischen Gedanken identifiziert wurden und deren Bedeutung für das Suchtverhalten verstanden wurde, beginnt die Veränderung automatischer Gedanken durch spezifische kognitive Interventionen:

3 Grundzüge der Verhaltenstherapie der Sucht

- Sokratischer Dialog
- Herausarbeiten von Vor- und Nachteilen des Substanzkonsums und von Abstinenz
- Überprüfung und Realitätstesten
- Experimentieren
- Reattribution
- Alternativen identifizieren
- Perspektivwechsel
- Entkatastrophisieren
- logische Fehler identifizieren
- langfristige Konsequenzen analysieren

Der Sokratische Dialog korrespondiert anteilig mit Grundgedanken aus dem MI. Den Patienten werden ihre sog. kognitiven Fehler (analog: kognitive Verzerrungen, dysfunktionale Kognitionen) nicht erklärt, sondern sie sollen diese selbst erkennen. Den Prozess der Selbsterkenntnis fördert der Therapeut durch die »sokratische« Art, Fragen zu stellen. In der Beantwortung von Fragen des Therapeuten überprüfen die Patienten ihre Annahmen und entdecken dabei logische Fehler, Inkonsistenzen, irreale Wahrscheinlichkeitseinschätzungen, Diskrepanzen zu ihren Lebenszielen etc.

Beispieldialoge aus der kognitiven Therapie

Kognition 1: Bagatellisieren des Drogenkonsums
Technik: Perspektivwechsel
Patient: »Das ist halb so wild. Ich habe das schon im Griff.«
Therapeut: »Was würde Ihr bester Freund dazu sagen, wenn Sie in der Situation wieder zum Alkohol greifen?« (Perspektivwechsel 1)
»Was würden Sie Ihrem besten Freund in einer solchen Situation raten, wenn er ein Alkoholproblem hätte?« (Perspektivwechsel 2)
In der Fallvignette (▶ Kap. 2) bagatellisierte Thorsten beispielsweise seinen Drogenkonsum, um an den Wochenenden weiterhin

feiern zu gehen. Er redete sich ein, er müsse sich lediglich einen festen Zeitpunkt zum Aufhören setzen, dann wäre das kein Problem. Da war er jedoch längst abhängig und hatte die Kontrolle über sein Verhalten verloren.

Kognition 2: Resignation, geringe Selbstwirksamkeitserwartung nach Rückfall

Technik: Logischen Fehler identifizieren
Patient: »Ich weiß nicht, was ich noch machen soll. Das hat alles keinen Sinn.«
Therapeut: »Was ist, wenn Sie sich täuschen? Inwiefern bedeutet Ihr letzter Misserfolg, dass Sie auch in Zukunft nicht erfolgreich sein werden? Kennen Sie ein Beispiel, bei dem sich Erfolge nicht gleich beim ersten oder zweiten Versuch, dafür aber beim dritten Versuch eingestellt haben?« (logischen Fehler identifizieren)

Kognition 3: Übergeneralisierung oder Katastrophisierung nach Rückfall

Technik: Experimentieren, Realitätstesten
Patient: »Ich werde es nie schaffen, auf Drogen zu verzichten.«
Therapeut: »Inwiefern ist die Situation stellvertretend für alle potenziellen weiteren Versuche, Suchtdruck zu widerstehen? Gibt es irgendetwas, was Sie das nächste Mal anders machen könnten als letztes Mal? Lassen Sie uns das planen und ausprobieren.« (Experimentieren, Realitätstesten)

Kognition 4: Fokus auf kurzfristige und Ausblenden langfristiger Konsequenzen

Technik: Langfristige Konsequenzen betonen
Patient: »Was soll ich machen, wenn ich nicht schlafen kann. Ich muss abends einfach einen Joint rauchen.«
Therapeut: »Was bedeutet es langfristig, wenn Sie jeden Abend einen Joint rauchen? Werden Sie jemals lernen, wie Sie

wieder besser schlafen können, wenn Sie jeden Abend einen Joint rauchen?« (langfristige Konsequenzen betonen)

Kognition 5: geringe Frustrationstoleranz ggü. Craving
Technik: Entkatastrophisieren
Patient: »Das Gefühl ist nicht auszuhalten, ich muss das einfach abstellen.«
Therapeut: »Was würde schlimmstenfalls passieren, wenn Sie Suchtdruck haben und keinen Joint rauchen?« (Entkatastrophisieren 1)
»Kennen Sie jemanden, der an seinem Suchtdruck gestorben ist oder seinen Verstand verloren hat?« (Entkatastrophisieren 2)

Kognition 6: geringe Frustrationstoleranz ggü. abstinentem Leben und implizierter Langeweile
Technik: Perspektivwechsel
Patient: »Wenn ich nichts konsumiere, langweile ich mich und kann nichts mit mir anfangen.«
Therapeut: »Wie machen das denn andere Menschen? Was ist der Unterschied zwischen Ihnen und anderen Menschen, die keine Drogen konsumieren?« (Perspektivwechsel)

> **Merke**
> Die Phase der kognitiven Umstrukturierung ist langwierig und dauert erfahrungsgemäß viele Monate.

Phase 4: Anwendung und Überprüfung der neuen Kognitionen

Während des langen Prozesses der Veränderung automatischer Gedanken werden sich Patienten in realen Situationen irgendwann selbst die Fragen stellen müssen, die sonst im Rahmen der Therapie ihr Therapeut formuliert. So können Patienten aktiv ihre nach wie vor sich automatisch aktivierenden dysfunktionalen Kognitionen hinterfragen und korrigieren. Nach einiger Zeit werden die alten automatischen Gedanken nachlassen und durch die neuen Kognitionen ersetzt.

Für eine vertiefte Auseinandersetzung mit Aspekten der kognitiven Therapie in der Suchtbehandlung sei auf einschlägige Literatur verwiesen, z. B. von Beck et al. (1997), »Kognitive Therapie der Sucht«.

3.9.7 Imaginative Techniken in der Suchtbehandlung

Imagination bei der Zieldefinition

Zu Beginn der Therapie können imaginative Techniken genutzt werden. Dies wurde im Kontext der Definition von Therapiezielen bereits dargestellt (EPOS ▶ Kap. 3.8.5).

An dieser Stelle soll diesbezüglich ergänzt werden, dass positive Zielimaginationen im weiteren Verlauf der Therapie wiederholt werden sollten. Das dient dazu, sich zu vergewissern, ob die ehemals definierten Ziele noch aktuell sind. Möglicherweise kann eine plastische Imagination auch dabei unterstützen, bei nachlassender Zielrelevanz und -aktualität die subjektive Bedeutung der Ziele zu erneuern und zu festigen. In diesem Sinne hat die Imagination einen motivationsfördernden Charakter. Eine dritte Möglichkeit ist die Modifikation von Therapiezielen, wenn sich entscheidende Parameter beim Patienten verändert haben und die Therapieziele in ihrer ursprünglichen Form an Gültigkeit verloren haben.

> **Merke**
> Wenn ein Patient nicht mehr aktiv mitarbeitet, kann ein Grund dafür sein, dass die Therapieziele an Bedeutung verloren haben. Durch die wiederholte Zielimagination im Verlauf der Therapie kann dies geprüft werden, Ziele können neu verankert und ggf. modifiziert werden.

Imagination beim kognitiven Umstrukturieren

Imaginative Techniken können dabei helfen, affektive Schemata zu aktivieren. Daher können sie sinnvoll mit kognitiver Umstrukturierung kombiniert werden, um den Wirkfaktor der Problemaktualisierung zu realisieren. So lassen sich affektive Schemata effektiver modifizieren, als wenn kognitive Interventionen auf einer rein rationalen Ebene ablaufen. Zudem helfen imaginative Techniken, die zu explorierende Situation (z.B. Craving-Situationen oder Rückfallsituationen) eindeutiger und authentischer zu reaktivieren, als wenn einfach nur danach gefragt wird.

Der Ablauf der Imagination kann wie folgt gestaltet werden:

- Ziel ist ein möglichst plastisches, lebhaftes und sinnesspezifisches Nacherleben der Situation.
- Je lebhafter sich der Patient die damalige Situation vergegenwärtigt, desto höher ist die Wahrscheinlichkeit, dass er auch die damals aktualisierten affektiven und kognitiven Schemata reaktiviert.
- Der Patient soll sich die Situation intensiv vorstellen, dabei möglichst viele unterschiedliche Sinneseindrücke integrieren (Düfte, optische Eindrücke, Geräusche, Körpergefühl).
- Auf suggestive Fragen sollte der Therapeut verzichten.
- Die zentralen Fragen lauten: »Was ging damals in Ihnen vor? Was haben Sie gefühlt? Welche Gedanken sind in Ihnen aufgetaucht?«
- Wenn die Situation plastisch aktiviert ist, kann z.B. im Rahmen der sokratischen Gesprächsführung oder anderer kognitiver Techniken umstrukturiert werden.

Imagination zur Vorbereitung auf schwierige (Rückfall-)Situationen

Anstelle einer realen Situation aus der Vergangenheit kann auch eine potenzielle zukünftige Situation imaginiert werden, die ein hohes Rückfallrisiko aufweist. So kann sich der Patient präventiv vorbereiten. Die zentrale Frage lautet dabei: »Was wäre, wenn xy eintritt?«

Wenn die Situation gut gewählt ist, dürfte sich beim Patienten Suchtdruck einstellen. Dann kann er in einem geschützten Rahmen bereits erlernte Skills einsetzen, um den Suchtdruck funktional zu regulieren.

Imagination zur Verfestigung und Vertiefung neuer funktionaler Verhaltensweisen

Patienten lernen in der Therapie neues Verhalten. Das soll dazu dienen, mit schwierigen Situationen so umzugehen, dass kein Suchtdruck auftritt, sowie in Situationen mit bereits aufgetretenem Suchtdruck abstinent zu bleiben. Es ist anzuraten, sich mittels imaginativer Techniken auf die beiden genannten Situationen vorzubereiten. Dabei ist das neue Verhalten und Denken möglichst sinnesspezifisch und lebhaft vorzustellen und innerlich durchzuspielen. Der Therapeut achtet dabei auf auftretende Emotionen und Körperempfindungen.

Diese Strategien sind neurophysiologisch begründbar. Sportler nutzen diese Technik beispielsweise. So kann ein Stabhochspringer die vielen komplexen Bewegungsabläufe eines Sprungs imaginieren, und das Gehirn aktiviert die Regionen, die beim tatsächlichen Sprung benötigt werden. Folglich ist es möglich, neues Verhalten alleine durch die Kraft der Vorstellung zu trainieren. Wiederholte Schemaaktivierungen sorgen für eine tiefe Verankerung der neurophysiologischen Netzwerke. Das Gehirn wird quasi durch die Imagination trainiert, und der Abruf des neuen Schemas erfolgt in der realen Situation umso leichter (vgl. Vogelsang und Schuhler 2016).

> **Merke**
> Die Imagination eines Verhaltens aktiviert im Gehirn die gleichen Schemata und Netzwerke, die auch bei der realen Durchführung benötigt werden. So kann »in sensu« neues Verhalten neurophysiologisch verfestigt werden, damit der Abruf des neuen Verhaltens »in vivo« erleichtert wird.

3.9.8 Achtsamkeit und Akzeptanz in der Suchtbehandlung

Achtsamkeits- und akzeptanzbasierte Interventionen werden in der jüngeren verhaltenstherapeutischen Suchtbehandlung effektiv eingesetzt. Die Datenlage dazu ist zwar begrenzt, erste Befunde sind jedoch sehr ermutigend (▶ Kap. 5) und lassen sich zudem plausibel erklären. Entsprechende Interventionen können wirksam das Craving, negative affektive Zustände und die Rückfallrate reduzieren (Witkiewitz et al. 2014).

Achtsamkeit reduziert Stress und sekundär den Substanzkonsum

Vermutlich ist es die akzeptierende Grundhaltung, die mit Achtsamkeit assoziiert ist, die dafür sorgt, dass Patienten auf Triggersituationen (äußere sowie innere aversive Zustände und Situationen) nicht wie zuvor mit einer Kaskade aus Stresserleben, Suchtdruck und Konsumverhalten reagieren. Indem sie ruhig bleiben, wird diese Kaskade gar nicht erst in Gang gesetzt (Witkiewitz et al. 2013).

Auch gegenüber dem Craving wird eine akzeptierende Haltung eingenommen. Wenn sich Patienten im Zustand des Craving nicht mehr gestresst und ausgeliefert oder ohnmächtig fühlen, sondern eine akzeptierende Haltung einnehmen, steigt das Craving nicht weiter an, sondern geht tendenziell eher zurück. Folglich fällt es Patienten leichter, nicht zu konsumieren.

> **Merke**
> Auch wenn das primäre Ziel von Akzeptanz und Achtsamkeit nicht die Reduktion des Substanzkonsums ist, sinkt dieser dennoch sekundär. Denn wenn aversiven Affekten und auch dem Suchtdruck gelassener begegnet wird, reduziert sich das allgemeine Anspannungslevel und der Suchtdruck entwickelt sich rückläufig.

Achtsamkeit distanziert

Der besondere Charakter der achtsamen Grundhaltung ist nicht wertend, gelassen akzeptierend, und präsent im Gegenwärtigen (Hier und Jetzt). Der achtsame Mensch ist somit intensiv mit sich selbst im Augenblick verbunden. Durch das intensive Wahrnehmen befindet sich die Person in einer Beobachterposition. Damit geht gleichzeitig eine gewisse Distanzierung einher. Ein entsprechender Merksatz für Patienten lautet: »Ich bin nicht mein Gefühl, ich nehme das Gefühl wahr. Somit bin ich mehr als mein Gefühl. Indem ich mein Gefühl achtsam beobachte, befinde ich mich in Distanz zu meinem Gefühl.« »Distanz« ist hier nicht mit sich distanzieren im Sinne von vermeiden zu verwechseln. Die innere Haltung bleibt akzeptierend und alles annehmend, was ist und was kommt. Dennoch beinhaltet das Erkennen der eigenen Beobachterposition eine für die Behandlung entscheidende Erkenntnis – nämlich, frei entscheiden zu können, wie nah man sich zum Objekt der Beobachtung positionieren möchte. Es ist möglich, innerlich einen Schritt zurückzutreten. Das kann vieles Unerträgliches etwas entaktualisieren, beispielsweise Intrusionen bei traumatisierten Patienten, aber auch Craving bei Suchtpatienten oder beides bei komorbiden Patienten.

> **Merke**
> Der achtsame Beobachter befindet sich in einer gewissen Distanz zum Objekt der Beobachtung. Dadurch fühlen sich Patienten aversivem Erleben gegenüber weniger ausgeliefert und sind eher in der Lage, damit funktional umzugehen.

Wenn Patienten die Technik des achtsamen Beobachtens beherrschen, dann können sie diese nutzen, um im Alltag kritische Situationen zu bewältigen. Wenn sie beispielsweise von unerträglichen traumatischen Intrusionen überflutet werden und sich der Drang, Drogen zu konsumieren, einstellt, können sie bewusst die achtsame Haltung einnehmen, und aus dieser Haltung heraus einige große innere Schritte zurückgehen. Dabei hilft ihnen die Kognition: »Ich bin nicht, was ich fühle, denn ich beobachte es.«

Technik des Urge-Surfing

Das sog. »Wellenreiten« ist eine effektive Übung, die in Skillstrainings, in der Rückfallprophylaxe und gerne auch in achtsamkeitsbasierten Programmen für Suchtpatienten vermittelt wird. Dabei wird das Craving in seiner Intensität achtsam wahrgenommen. Patienten bemerken dann schnell das wellenförmige Auftreten von Suchtdruck (wiederholt ansteigende und sinkende Intensität im Zeitverlauf), ganz entgegen der verbreiteten Annahme Betroffener, er wachse kontinuierlich an, bis es nicht mehr auszuhalten sei. Patienten lernen, mit achtsamer Haltung zum Beobachter des eigenen Suchtdrucks zu werden und dessen Schwankungen wahrzunehmen. Dies gleicht dem Surfen auf einer Welle, die anwächst und wieder abflacht. Die Grundregel lautet, niemals Drogen zu konsumieren, wenn die Welle ihr Maximum erreicht. Ist sie wieder reduziert, kann leichter die Entscheidung gegen den Konsum getroffen werden.

Aufmerksamkeitslenkung beim »Surfing«

Der Fokus der eigenen Aufmerksamkeit kann beeinflussen, wie wir uns fühlen. Fokussiert man sich auf etwas, wird die Wahrnehmung dafür gesteigert. Daher nehmen Patienten mit Panikstörungen ihre körperlichen Signale und Schmerzpatienten ihre Schmerzen besonders intensiv wahr, da sie ständig darauf fokussiert sind. Patienten lernen zuerst, ihre Aufmerksamkeit nach innen zu lenken und zu beobachten, was sich dadurch verändert (Körperwahrnehmung, Gefühle etc.). Danach lenken sie die Aufmerksamkeit nach außen, auf akustische oder optische Reize. Danach beobachten sie, was das Externalisieren der Aufmerksamkeit bei ihnen verändert (körperlich, emotional). Das Urge-Surfing kann nun kombiniert werden mit der Aufmerksamkeitsfokussierung und -umlenkung. Während bei dem klassischen »Craving-Wellenreiten« einfach nur achtsam wahrgenommen wird, wird nun experimentiert. Das Craving wird beobachtet, während die Aufmerksamkeit nach innen versus nach außen gerichtet wird. Patienten können so feststellen, dass sie selbst aktiv etwas zur Reduktion ihres Suchtdrucks beitragen, und erleben sich als selbstwirksam.

Achtsamkeit reduziert Impulsivität

Das regelmäßige Trainieren von Achtsamkeit hilft Suchtpatienten auch, ihre typische Impulsivität zu reduzieren, denn Achtsamkeit ist ein sehr intensiver und bewusster Zustand. Impulsives Handeln dagegen ist der bewussten Kontrolle entglitten. Mit viel Übung können Patienten lernen, frühe Signale ihrer Impulse wahrzunehmen und dann die achtsame Haltung einnehmen. Aus dieser Haltung heraus wird nur noch wahrgenommen, aber nicht gehandelt. Folglich lernen Patienten, Impulse zu kontrollieren, d. h., nicht mehr durchzulassen und auszuagieren. Da Impulsivität ein Risikofaktor für Rückfallverhalten ist, dient das Erlernen der Achtsamkeit gleichzeitig einer langfristigen Rückfallprophylaxe (Sudhir 2018).

Achtsamkeitsübungen können bei weiteren spezifischen Indikationen eingesetzt werden. An dieser Stelle wird auf die entsprechenden Kapitel verwiesen. Ein achtsamkeitsbasiertes Therapieprogramm für die Rückfallprophylaxe wird im nachfolgenden ▶ Kap. 3.9.9 vorgestellt. Zudem können Übungen zur Achtsamkeit gut eingesetzt werden, um den Selbstbezug zu erhöhen und eigene Bedürfnisse besser wahrzunehmen. Das ist Voraussetzung für effektive Arbeit an den Themen der Therapiephase 3. Entsprechende Optionen werden in ▶ Kap. 3.10.2 zum Umgang mit Entfremdung und Alienationstraining präsentiert.

3.9.9 Rückfallprophylaxe

Suchtbehandlungen sind durch ein hohes Rückfallrisiko gekennzeichnet. Denn das Belohnungssystem vergisst nicht, sodass Situationen mit Auslösereizen für Substanzkonsum (Triggersituationen) immer gefährlich bleiben. Allerdings werden Rückfälle nicht monokausal erklärt, sondern als Resultat eines komplexen und dynamischen biopsychosozialen Prozesses. Dieser integriert die biologische Prädisposition und neurophysiologische Dysfunktionen (inkl. Craving und Stress-Reaktivität), psychologische Faktoren (z. B. Wahrnehmungsprozesse und Attributionsmuster, Selbstwirksamkeitserwartung), soziale Einflüsse (Peergroup-Regeln) und situative Kontexte (Witkiewitz et al. 2014). Nachfolgend werden einige situative Beispiele aufgeführt, die typischerweise mit erhöhtem Rückfallrisiko assoziiert sind.

Belastende Ereignisse/Stress/Probleme: Belastungsfaktoren und Stressoren im Leben von Suchtpatienten sind prädestiniert, um sie von ihren Abstinenzzielen zu distanzieren. Die kurzfristige Entlastung durch den Konsum erscheint häufig erstrebenswerter als das Einhalten der Abstinenz. Je weniger Copingskills der Person zur funktionalen Problemlösung oder Stressbewältigung zur Verfügung stehen, desto höher ist das Risiko, auf Substanzkonsum zurückzugreifen.

Sinkende Anfangsmotivation: In der ersten Zeit der erreichten Abstinenz sind Betroffene häufig noch stolz auf jeden weiteren Tag, den sie abstinent durchgehalten haben. So halten sie ihre Abstinenzmotivation von Tag zu Tag aufrecht. Wenn die Anfangseuphorie abebbt und Abstinenz allmählich zu einem normalen Zustand wird, steigt gleichzeitig wieder die Gefahr, Risikofaktoren für den Konsum nicht ernst zu nehmen. Die erreichte Abstinenz verliert im Zeitverlauf ihre Besonderheit, d.h., Betroffene *habituieren* an ihrem Erfolg, er wird Normalität. Es wird möglicherweise irgendwann auch langweilig, Abstinenztage zu zählen. Da das Suchtgedächtnis aber noch auf Triggerreize reagiert, sind Betroffene dann besonders gefährdet, rückfällig zu werden. Gleichzeitig stellt sich mit längerdauernder Abstinenz ein wachsendes, aber *trügerisches Kompetenzgefühl* ein. Dadurch sinkt die Achtsamkeit gegenüber potenziellen Triggersituationen, wodurch das Rückfallrisiko ebenfalls steigt.

3.9 Therapiephase 2: Symptombezogene Interventionen

Alltägliche Langeweile: Der Alltag von Suchtpatienten ist meist auf den Drogenkonsum ausgerichtet. Wenn es nicht gelingt, die Lücke, die durch Abstinenzverhalten im Alltag entsteht, durch einen befriedigenden konsumfreien Alltag zu kompensieren, resultiert ein Vakuum, eine alltägliche Langeweile. Langeweile ist für viele Suchtpatienten, wie für Thorsten in der Fallvignette (▶ Kap. 2), ein gefährlicher Trigger für Substanzkonsum. Viele Suchtpatienten reagieren auch frustriert, wenn sie bemerken, dass ihre früheren Beschäftigungen (z. B. mit Freunden herumhängen) ohne Substanzkonsum nicht befriedigend sind.

Methoden für die Rückfallprophylaxe

Der beste Schutz vor Rückfällen ist ein gutes Leben, hat einmal ein Patient zusammengefasst. Das mag stimmen und würde die Therapiephase 3 begründen, die zum Ziel hat, die Lebensqualität der Patienten zu erhöhen und Kongruenz herzustellen (▶ Kap. 3.10). *Letztendlich ist aber auch jede gute Therapie bereits Rückfallprophylaxe*. Denn die Kompetenzen, die während der Behandlung erarbeitet werden, um den Substanzkonsum zu bewältigen, sollten immer auch im Alltag erprobt werden. Kompetenzerwerb ohne Transfer in den Alltag ist letztendlich sinnlos. Dennoch sollte gegen Ende der störungsspezifischen Behandlung der Fokus etwas verändert werden, um noch einmal gezielt und forciert das Rückfallrisiko zu senken. Folgende Methoden eigenen sich dafür.

Analyse früherer Rückfallepisoden

Die meisten Suchtpatienten, die sich in Therapie befinden, blicken auf eine gewisse Rückfallhistorie zurück. Aus den vergangenen Rückfallepisoden kann jetzt allerdings gelernt werden, indem sie genau analysiert werden. Wichtige Fragen sind dabei, welche situativen Parameter jeweils riskant waren und welche Prozesse letztendlich zum Rückfall führten. Das können individuelle ungünstige Entscheidungsprozesse, konkrete Handlungen, Affektzustände etc. sein.

Hochrisikosituationen dokumentieren und Krisenplan erstellen

Anhand einer Analyse früherer Rückfallepisoden können Hochrisikosituationen identifiziert werden und in die Entwicklung eines Krisenplans eingehen. Ein beliebtes Vorgehen beim Erstellen eines Krisenplans ist, zunächst Risikosituationen zu sammeln und nach der Höhe des Konsumrisikos zu differenzieren (z. B. in geringes und hohes Risiko). Danach werden hilfreiche Schutzmaßnahmen (Skills) den Risikosituationen zugeordnet. Bezüglich der Schutzmaßnahmen sind diverse Copingskills, die im Skillstraining bereits besprochen wurden, effektiv nutzbar. Beispielsweise die interaktionellen Fertigkeiten, wie das »Neinsagen« zu Konsumangeboten, oder die Stresstoleranzskills zur Bewältigung intensiver Affektzustände.

Therapeutische Erfolge reflektieren, bilanzieren und eigene Ressourcen erkennen

In längeren Psychotherapien lösen Patient und Therapeut viele schwierige Situationen und nutzen diverse Copingstrategien. Wenn diese jedoch nicht bewusst gesammelt und »archiviert« werden, besteht die Gefahr, dass entwickelte und erfolgreich genutzte Kompetenzen und Strategien schnell in Vergessenheit geraten. Damit das nicht passiert und Patienten von bewährten Kompetenzen auch weitere Male profitieren, sollten Erfolge und erfolgreiche Handlungs- und Lösungsstrategien gut bewahrt werden. Das Vergangene gemeinsam zu reflektieren und bilanzieren und zu überlegen, wie die erarbeiteten Ressourcen in künftigen Situationen funktional genutzt werden könnten, ist eine wichtige Aufgabe für die Abschlussphase der Therapie (▶ Kap. 3.12.3 »Die Therapie beenden«).

> **Merke**
> In längeren Therapieprozessen werden viele schwierige Situationen bewältigt. Wenn funktionale Lösungsstrategien jedoch nicht gut dokumentiert und gesammelt werden, geraten sie schnell in

> Vergessenheit. Vergleichbar mit fremdsprachigen Vokabeln, die lediglich einmal gelesen werden.

Tagebuchkarten für die Rückfallprophylaxe modifizieren

Die Arbeit mit den o. g. Tagebuchkarten (► Kap. 3.9.1) kann im Sinne einer Rückfallprophylaxe fortgesetzt werden. Dazu sollte eine Spalte für die tägliche Dokumentation von »Risikosituationen« angelegt werden, d. h. Situationen, in denen Craving festgestellt wurde. Die Intensität des Craving sollte skaliert werden. In einer separaten Spalte sollte angegeben werden, ob konsumiert wurde oder was alternativ getan wurde, um den Suchtdruck zu reduzieren. Aus der Analyse entsprechender Zeitverläufe kann viel für kommende Situationen gelernt werden.

Akzeptanz- und achtsamkeitsbasierte Interventionen in der Rückfallprävention

Zuvor wurde darauf hingewiesen, dass eine akzeptierende und achtsame Grundhaltung von Patienten geeignet ist, um die Rückfallrate zu senken. Es existiert ein entsprechendes Rückfallprogramm, die »Mindfulness-Based Relapse Prevention« (MBRP) (vgl. Witkiewitz et al. 2013). MBRP ist vergleichbar mit anderen achtsamkeitsbasierten Interventionen, wie die der Akzeptanz- und Commitment-Therapie (ACT) oder der Dialektisch-Behavioralen Therapie (DBT). Zentrales Ziel ist das Fördern der typischen achtsamen Grundhaltung. Achtsamkeit wird in der MBRP im Rahmen eines 8-wöchigen ambulanten Programms kombiniert mit der Identifikation von Risikofaktoren für Substanzkonsum und dem Zuordnen von geeigneten Copingskills zu den Risikosituationen. Die folgenden Themen werden im MBRP behandelt:

- Erkennen des eigenen Rückfall-Autopiloten
- achtsames Wahrnehmen von Rückfalltriggern und Craving
- Achtsamkeit im alltäglichen Leben fördern

- Achtsamkeit für und in Hochrisikosituationen
- ausgeglichenen Lebensalltag herstellen
- Selbstfürsorge fördern
- Bedeutung von sozialer Unterstützung betonen

Durch Achtsamkeit lernen Patienten, in kritischen Situationen, die mit hoher Rückfallgefahr assoziiert sind, wie folgt funktional zu reagieren:

- Sie lernen, bewusst und nicht automatisiert zu reagieren.
- Sie lernen, dass sie Craving nicht ausgeliefert sind, indem sie eine Distanz zwischen sich und dem Craving fokussieren (Beobachterperspektive).
- Die insgesamt bewusstere Haltung schützt vor unüberlegten Impulshandlungen, sodass impulsiver Konsum aus einem Affekt heraus reduziert wird (Impulsivität-senkender Effekt).
- Patienten eignen sich eine grundsätzlich bewusste und intensive Wahrnehmung von Dingen an und beginnen, dabei akzeptierend und nicht wertend zu reagieren. Latent kritischen Situationen wird der »kritische Impact« genommen, wenn Patienten nicht wie zuvor mit Stress und Belastung reagieren, sondern gelassen bleiben. Stress hatte zuvor Suchtdruck ausgelöst und erhöhte das Rückfallrisiko. Indem das Stresserleben entfällt bzw. reduziert ist, entfällt oder reduziert sich auch der Suchtdruck, sodass es leichter ist, nicht zu konsumieren (Witkiewitz et al. 2013, 2014).

Chen et al. (2018) publizierten kürzlich eine ergänzende Variante für das MBRP-Programm, die Virtual Reality Cue Exposure (VRCE). Sie kombiniert das Achtsamkeitstraining mit einer graduierten Cue-Exposure in der virtuellen Realität, sodass Patienten im geschützten Setting lernen können, rückfallkritische Situationen mit ansteigender Intensität und in eigenem Tempo zu bewältigen.

Imaginative Techniken in der Rückfallprophylaxe

Zuvor wurde erläutert, wie eine potenzielle Risikosituation präventiv imaginiert werden kann, um sich so auf eine möglichst plastische Art funktionales Verhalten vorzustellen, d. h., Strategien innerlich durchzuspielen, die dabei helfen, die Risikosituation sicher zu bewältigen und dabei abstinent zu bleiben. Das entscheidende Argument für eine imaginative Unterstützung ist, dass dem Gehirn auf diese Weise suggeriert wird, etwas würde tatsächlich passieren. Zumindest reagiert das Gehirn auf plastische Imaginationen mit denselben Schemaaktivierungen, wie in realen In-vivo-Situationen. Aus diesem Grund kann beispielsweise ein traumatisches Erlebnis in sensu nacherlebt und verarbeitet werden, Sportler können Bewegungsabläufe imaginieren und die entsprechenden neuronalen Spuren im Gehirn festigen (z. B. wenn sie verletzt sind und nicht real trainieren können) und Suchtpatienten können Schemata für abstinentes Verhalten im Gehirn anlegen und vertiefen. Imaginative Techniken können in der Rückfallprophylaxe folglich als sinnvolle Ergänzung eingesetzt werden, nachdem individuelle Risikosituationen identifiziert und geeignete Copingskills ausgewählt wurden. Jedes funktionale Verhalten in Risikosituationen kann auch imaginativ durchgespielt werden. Möglicherweise bevorzugen einige Patienten auch zunächst die imaginative Variante, bis ein Schema für das Verhalten angelegt ist, um im Verlauf von der In-sensu-Variante zu einer graduierten In-vivo-Exposition zu wechseln.

3.10 Therapiephase 3: Lebensqualität und Kongruenz

Langfristige Abstinenz ist umso wahrscheinlicher, je befriedigender und sinnstiftender das suchtfreie Lebenskonzept ist. Hier wird also umgesetzt, was bei der Definition der Therapieziele als Alternative zum Substanzkonsum geklärt werden sollte. Die Antwort auf die Frage also, *wofür es sich lohnt, abstinent zu leben.*

Die Arbeit an dieser Thematik sollte nicht erst erfolgen, wenn die störungsspezifischen Themen der Therapiephase 2 erledigt sind. Denn diese dritte Therapiephase liefert ja die motivierenden Argumente für eine erfolgreiche Bewältigung der Sucht. Ambulante Therapeuten sollten daher innerhalb bestimmter Grenzen die Phasen 2 und 3 im Zeitpunkt flexibel behandeln. Grenzen der therapeutischen Freiheit werden dadurch gesetzt, dass die substanzbezogene Behandlung nicht ans Ende der Behandlung gesetzt werden kann. Die Arbeit »am Symptom vorbei« ist bei Abhängigkeitserkrankungen ebenso wie bei Essstörungen nicht indiziert.

3.10.1 Grundbedürfnisse und Funktionalität von Substanzkonsum

Im vorliegenden Kapitel geht es um langfristig angelegte positive Lebensperspektiven, die Patienten als sinnstiftend und befriedigend erleben. Grawe (1998, 2004) spricht in diesem Kontext von *Kongruenz*: der Passung zwischen individuellen Motiven/Bedürfnissen und der gelebten Realität. Kongruenzerleben schützt vor Substanzkonsum, weil den Betroffenen dann eigentlich nichts fehlt. Dennoch bleiben natürlich die Erinnerungen an den Substanzkonsum und damit immer auch eine gewisse Gefahr des Suchtdrucks.

Ein Betroffener formulierte im Rahmen der Therapie einmal: »Für was soll ich denn aufhören, Cannabis zu konsumieren? Sonst habe ich ja nichts.«

Grawe (1998, 2004) unterscheidet vier Grundbedürfnisse:

1. Bindung,
2. Kontrolle und Autonomie,
3. Lustgewinn und Unlustvermeidung,
4. Selbstwerterhöhung.

3.10 Therapiephase 3: Lebensqualität und Kongruenz

Grundsätzlich streben Menschen nach der Befriedigung aller Grundbedürfnisse. Häufig machen sie aber im Laufe ihrer Biografie wiederholte Frustrationserfahrungen durch Verletzung ihrer Bedürfnisse. Frustrierte Bedürfnisse werden im Verlauf jedoch nicht weniger relevant, sondern sie entwickeln sich umgekehrt zu ganz wichtigen Lebensthemen der Betroffenen.

Gleichzeitig lernen Betroffene aufgrund wiederholter Verletzung ihrer Bedürfnisse, dass die Befriedigung ihrer Bedürfnisse nicht realistisch ist. Sie entwickeln *dysfunktionale Selbst- und Beziehungsschemata*, die dem jeweiligen Bedürfnis direkt entgegenstehen. Wird beispielsweise das Bindungsbedürfnis immer wieder verletzt, steigt es erstens in der Bedürfnishierarchie an, es wird ganz wichtig. Zweitens generiert die Person aufgrund ihrer frustrierenden Erfahrungen:

- ein *Selbstschema*, welches möglicherweise vermittelt: »Ich bin nicht liebenswert.«
- ein *Beziehungsschema* mit der Aussage: »Andere Menschen interessieren sich nicht für mich.«

Auf der Ebene der Selbst- und Beziehungsschemata ist also die Überzeugung repräsentiert, nicht zu bekommen, was auf der Ebene der Grundbedürfnisse als wichtiges Lebensthema besteht, in diesem Fall positive Bindungserfahrungen.

Mit diesen Schemata und einem hohen Bindungsbedürfnis durch das weitere Leben zu gehen, ist frustrierend. Vermutlich entwickeln sich diverse *Vermeidungsschemata*, um sich künftig vor neuer Frustration zu schützen. Eine Option ist auch der Konsum bestimmter Drogen, die der Person entweder Mut machen, letztlich doch Kontakte einzugehen, oder Substanzen, deren Wirkung das Bedürfnis nach Bindung kompensiert.

Da Betroffenen die Funktionalität psychischer Störungen und die diversen dysfunktionalen Schemata zumeist nicht bewusst sind, sollten Therapeuten im explorativen Gespräch entsprechend wachsam sein, um diesbezügliche Hypothesen entwickeln zu können. Bei

Suchtpatienten zeigen sich häufig die in ▶ Tab. 3.3 dargestellten Funktionalitäten, die den Grundbedürfnissen nach Grawe (2004) zugeordnet werden können.

Tab. 3.3: Funktionen von Substanzkonsum und damit assoziierte Grundbedürfnisse

Funktion des Konsums	Grundbedürfnis
Zugehörigkeit zu einer Peergroup	Bindung
Kompensation sozialer Unsicherheit	Selbstwert
Stressregulation, Problemlösen	Kontrolle
hedonistische Aspekte (Rauscherleben), Regulation dysphorischer Affekte	Lustgewinn, Unlustvermeidung

In der eingangs beschriebenen Fallvignette (▶ Kap. 2) diente der Drogenkonsum von Thorsten beispielsweise der Reduktion von Langeweile, d. h., es ging um das Bedürfnis der Unlustvermeidung. In seiner Therapie war es daher auch ein wichtiger Erfolgsfaktor, einen Lebensalltag aufzubauen, der sein Bedürfnis auf konsumfreie Art und Weise befriedigt.

Um die meist nicht ganz bewusst repräsentierten Funktionen des Drogenkonsums (Suchtschemata) und die damit assoziierten Bedürfnisse von Patienten zu identifizieren, können folgende möglichst offen formulierte Fragen gestellt werden:

- »Wie haben Sie sich gefühlt, bevor sie zur Droge gegriffen haben? Beschreiben Sie das etwas näher. Was meinen Sie mit ›aufgewühlt‹?«
- »Warum möchten Sie in dieser Situation Drogen nehmen?«
- »Was erhoffen Sie sich in dieser Situation vom Drogenkonsum?«
- »Was sollen Drogen in dieser Situation verändern?«
- »Was bewirkt die Droge normalerweise bei Ihnen? Sie möchten also ... (Entspannung, Abwechslung etc.) erleben durch die Droge?«

3.10 Therapiephase 3: Lebensqualität und Kongruenz

- »Was sind die angenehmen Effekte durch die Droge? Welche unangenehmen Effekte gibt es?«
- »Angenommen, es gäbe überhaupt keine Drogen, was würden Sie denn dann machen?«
- »Angenommen, Sie könnten sich in dieser Situation alles wünschen oder tun, was Sie wollen – egal was es kostete, egal wie weit weg es stattfände oder wie absurd es Ihnen jetzt vorkommt –, was wäre das?«

Beispielsweise könnten Einsamkeit und Leeregefühle als *Emotionen* identifiziert werden, die bei einem Patienten häufig in Situationen auftreten, in denen er alleine ist und nicht genau weiß, wie er sich beschäftigen soll. Als zugrunde liegende *Bedürfnisse* in dieser Situation könnten Nähe und Bindung zu anderen Menschen herausgearbeitet werden.

Allerdings muss bei Suchtpatienten bedacht werden, dass bei fortgeschrittener Abhängigkeit die ursprüngliche Funktionalität des Konsums verloren gehen kann – der Konsum wird zum Selbstzweck. Dann beginnt ein *umgekehrter Prozess*, indem sämtliche Lebensbereiche in funktionaler Beziehung zum Konsum stehen und nicht mehr der Konsum eine Funktion erfüllt. Freundschaften dienen der Beschaffung der Substanz, Personen werden interessant, wenn sie Drogen verkaufen. Aktivitäten sind interessant, wenn der Drogenkonsum im Mittelpunkt steht, und nicht selten stellt der Konsum die ausschließliche Beschäftigung dar (z. B. gemeinsam »herumhängen« und kiffen; sich zum Koma-Trinken treffen).

> **Merke**
> Zu Beginn einer Sucht wird Substanzkonsum häufig funktionalisiert, um Probleme im Alltag zu kompensieren. Bei fortgeschrittener Sucht wird dagegen der Alltag funktionalisiert, um Beschaffung und Konsum der Substanz zu erleichtern.

In der Therapie geht es dann nicht mehr nur darum, alternative Beschäftigungen aufzubauen, welche die Funktion des Drogenkonsums ersetzen, sondern dann geht es darum, suchtferne Freizeitbeschäftigungen zu finden, die nicht mit Drogenkonsum korrespondieren bzw. kompatibel sind. Ist der Drogenkonsum jedoch erst einmal Mittelpunkt der Lebensgestaltung geworden, fällt es Betroffenen schwer, Spaß an irgendetwas anderem zu empfinden. Sie leiden häufig unter *quälender Langeweile*, die scheinbar nur durch erneuten Drogenkonsum vertrieben werden kann. Diese Problematik ist ein schwieriges Therapiethema, und der Erfolg einer Therapie hängt in weiten Teilen davon ab, ob es gelingt, mit den Patienten einen konsumfreien Alltag zu planen, der befriedigt und intrinsisch motiviert.

3.10.2 Problem der Entfremdung und Alienationstraining

Sachse et al. (2011) weisen darauf hin, das alkoholabhängige Patienten häufig stark alieniert, d. h., von ihrem Motivsystem entfremdet sind. Sie haben einen schlechten emotionalen Selbstbezug und kein Gefühl dafür, was ihre authentischen Bedürfnisse sind. Vermutlich lässt sich dies auf Suchtpatienten im Allgemeinen übertragen. Die Arbeit an einer motiv- bzw. bedürfniskongruenten Lebensperspektive ist dadurch deutlich erschwert. Grundsätzlich sind die zuvor beschriebenen Module, in denen Achtsamkeit vorgestellt wurde, hilfreich, um Alienation zu reduzieren. Denn Achtsamkeit schärft die Selbstwahrnehmung und hilft dabei zu erkennen, was zu eigenen Bedürfnissen kongruent erlebt wird und was nicht. Achtsamkeit kann somit eine wichtige Voraussetzung dafür sein, effektiv an den Themen der Therapiephase 3 zu arbeiten.

Das Formulieren von *vertiefenden Fragen*, welche die Aufmerksamkeit von Patienten auf ihre inneren Motive lenken, ist eine erste basale und grundlegende Methode zur Förderung des Selbstbezugs.

Es kann aber darüber hinaus ein spezielles *Anti-Alienationstraining* durchgeführt werden, bei dem Patienten lernen, auf Indikatoren ihrer affektiven Verarbeitung zu fokussieren (Sachse et al. 2011).

3.10 Therapiephase 3: Lebensqualität und Kongruenz

Dabei werden Betroffene systematisch trainiert, sich zu beobachten und sich selbst zu fragen, wie sie empfinden. So lernen sie besser wahrzunehmen, was sie wollen und was nicht, wobei sie sich wohlfühlen, was zu ihnen passt und was eher fremdmotiviert getan wird. Eine Methode zur Reduktion von Alienation ist beispielsweise das *Achtsamkeitstraining*. Hierbei wird die Aufmerksamkeit in verschiedenen Situationen auf das Hier und Jetzt sowie auf ablaufende innere Prozesse gerichtet. Eine wichtige Voraussetzung dabei ist aktive Mitarbeit von Patienten. Denn sie müssen sich in ihrem Alltag immer wieder die Fragen stellen,

- »Ist es das, was ich will?«
- »Befriedigt mich das?«
- »Fühlt sich das stimmig an?«
- »Habe ich ein gutes Bauchgefühl?«

Zusammenfassend ist die zentrale Aussage und Bedeutung dieser dritten Therapiephase, dass Therapeuten ihren Blick immer wieder weg von der störungsspezifischen Symptomatik und hin zur realen alltäglichen Lebenssituation und -qualität lenken sollten.

> **Merke**
> Es ist sehr validierend, wenn Therapeuten in dieser Therapiephase 3 verdeutlichen, dass sie hier nicht ihre Patienten selbst, sondern mit ihnen gemeinsam die miserablen Lebensbedingungen verändern, in denen die Patienten leben und die für ihren psychischen Zustand mit verantwortlich sind.

Häufig haben sich Patienten ihre Lebensbedingungen nicht ausgesucht, müssen aber selbst dafür sorgen, ein lebenswerteres Leben zu gestalten (siehe dazu auch die »See-Metapher« ▶ Kap. 3.12.2).

3.11 Wirkfaktorenorientierte Suchtbehandlung

Therapeutische Wirkfaktoren sind Prozesse, die den Therapieerfolg vermitteln. Eine wirkfaktorenorientierte Perspektive in der Suchtbehandlung ist daher nicht alternativ zu den inhaltlichen Modulen und ihren jeweiligen Techniken zu betrachten, die in den drei Therapiephasen vorgestellt wurden. Stattdessen sollten die therapeutischen Techniken und Strategien grundsätzlich in einem Setting stattfinden, welches die für eine Veränderung von Patienten notwendigen Prozesse fördert/aktiviert. Und die Verhaltenstherapie muss sich die Frage stellen, ob sie therapeutische Techniken (die Inhaltsebene) zu Lasten der Prozessperspektive überbetont.

Die empirische Auseinandersetzung mit wirksamen therapeutischen Prozessen erfuhr einen regelrechten Schub, nachdem Eysenck (1952) vor 65 Jahren die Wirksamkeit von Psychotherapie in Frage stellte. Mittlerweile wird sie nicht mehr angezweifelt (Legitimationsphase gilt als bestanden), denn mit durchschnittlichen Effektstärken von d = 1,2 können reine Placebobedingungen nicht konkurrieren (Hautzinger und Eckert 2007). Dennoch ist auch nach über einem halben Jahrhundert intensiver Forschungsgeschichte die exakte Wirkweise von Psychotherapie nicht geklärt. Eine heterogene Befundlage spaltet Forscher in zwei Lager, die sich gegenseitig die Evidenz ihrer Befunde mit der Begründung methodischer Artefakte absprechen (Norcross 1995). Die einen können unterschiedliche Effekte verschiedener therapeutischer Ansätze nachweisen und protegieren die Bedeutung spezifischer Wirkfaktoren (DeRubeis et al. 2005). Auf der anderen Seite zeigen die Metaanalysen von Baardseth und Kollegen (2013) geringe Effektstärkendifferenzen von 0,18–0,23 zwischen verschiedenen »Bona-fide«-Ansätzen, was als »Äquivalenzparadox« bezeichnet wird. Das bedeutet, im direkten Wirksamkeitsvergleich unterscheiden sich die anerkannten Therapien kaum voneinander (sind äquivalent). Und das ist schon erstaunlich, da sie sich in ihrer inhaltlichen Arbeit teils deutlich unterscheiden. Erklärt wird das Phänomen sehr heterogen. Über unterschiedliche Wege, die eben alle nach Rom führen, oder aber über die Existenz unspezifischer Prozesse, die in allen Therapien entstehen, unabhängig von der jeweiligen Therapietechnik. Diese allgemeinen wirksamen Prozesse werden als allgemeine Wirkfaktoren (»common factors«) bezeichnet (Wampold und Imel 2015). Während Placeboeffekte in der Pharmakotherapie als mobilisierte Erwartungseffekte von der Hauptwirkung eines Medikaments abgegrenzt werden, stellen sie in der Psychotherapie zentrale therapeutische Prozesse dar und es wird überlegt, wie sie absichtsvoll und zielführend aktiviert werden können (Rief und Gaab 2016). Das vermutlich bekannteste und anerkannteste Konzept allgemeiner Wirkfaktoren hat Grawe (2004) vor über einer Dekade hinterlassen und sorgte durch akribische Forschung für deren belastbare empirische Absicherung. Grawe definierte zunächst vier »common factors«: motivationale Klärung, Problemaktualisierung, Problembearbeitung und Ressourcenaktivierung. Etwas später integrierte er die therapeutische Beziehung als fünften Faktor. Neben diesen Prozessen wurden von anderen Kollegen noch diverse weitere wichtige Wirkfaktoren identifiziert. Pfammatter et al. (2012) kam nach einer Inspektion der verfügbaren Literatur auf immerhin 22 verschiedene allgemeine Wirkfaktoren. Besonders häufig werden motivationale Prozesse genannt, Erwartungseffekte (Selbstwirksamkeitserwartung und Besserungserwartung) sowie Prozesse des Mentalisierens.

3.11.1 Allgemeine Wirkfaktoren – spezifisch für die Suchtbehandlung?

Allgemeine Wirkfaktoren sind störungs- und schulenübergreifend bedeutsam. Dennoch variiert der Grad ihrer Bedeutung in Abhängigkeit von der therapeutischen Schule, der Therapiephase und der zu behandelnden Thematik. Hinsichtlich Suchtbehandlungen sind einige allgemeine Wirkfaktoren wiederholt von diversen Autoren als besonders bedeutsam beschrieben worden. Denn einige dieser Erfolgsfaktoren sind bei Suchtpatienten typischerweise dysfunktional repräsentiert und sollten in der Therapie korrigiert werden.

Änderungsmotivation und Sucht

Therapeuten können ambivalente Patienten im Aufbau von Änderungsmotivation unterstützen, indem sie eine innere Haltung einnehmen, wie sie im Motivational Interviewing (MI) beschrieben ist (Miller und Rollnick 2015). Motivationale Faktoren sind in der Suchttherapie derart bedeutsam, dass sie zuvor bereits ausführlich dargestellt wurden (▶ Kap. 3.9.2).

Selbstwirksamkeitserwartung und Sucht

Selbstwirksamkeitserwartung fördert Handlungsorientierung und Änderungsmotivation (Omer und London 1989). Sie gilt als Prädiktor erfolgreicher Suchttherapien. Geringe Selbstwirksamkeitserwartung kann ...

- prämorbid bestanden haben und ein Grund dafür sein, eine Abhängigkeit entwickelt zu haben, wenn Probleme aus Sicht des Betroffenen nur mit Hilfe von Substanzen bewältigt werden können.
- sekundär im Verlauf einer Sucht entstanden sein, indem Patienten verlernen, Situationen aus eigener Kraft zu bewältigen.
- sekundär entstanden sein als Folge mehrerer vergeblicher Versuche, die Sucht zu bewältigen.

Indem kurzfristig und aus eigener Kraft erreichbare Zwischenziele in der Therapie definiert und bewältigt werden, erlebt sich der Patient als selbstwirksam. Bei der Definition der Behandlungsziele sollte dieser Wirkfaktor daher beachtet werden. Therapeuten sollten ferner jegliches wirksames Handeln des Patienten bewusst explizieren und markieren, um so die Aufmerksamkeit des Patienten darauf zu richten.

Besserungserwartung (Hoffnung) und Sucht

Besserungserwartung ist neben der Selbstwirksamkeitserwartung ein relevanter Erwartungseffekt. Auch die Besserungserwartung lässt mit steigender Anzahl erfolgloser Abstinenzversuche nach. Eine Folge davon kann sein, dass Betroffene resigniert sind und kaum Hoffnung haben, dass sich ein therapeutischer Erfolg einstellen könnte. Auch hier gilt: kleine Schritte gehen und Erfolge explizit markieren. Hier bezieht sich die Besserungserwartung auf den Patienten. Seitens des Therapeuten wird ebenfalls ein Erwartungseffekt beschrieben, der mit den Erwartungen des Patienten interagiert (siehe dazu den nachfolgenden Abschnitt zu Allegiance und Sucht).

Allegiance und Sucht

Dieser Wirkfaktor ist ein Erwartungseffekt des Therapeuten in Bezug auf das eigene Handeln und soll sich förderlich auf den Patienten übertragen. Allegiance beschreibt die innere Überzeugtheit des Therapeuten, mit der er hinter seiner Therapie steht, sein sog. Commitment mit dem eigenen Handeln. Die englischsprachigen Begriffe Allegiance und Commitment haben kein gutes Pendant im Deutschen gefunden, sodass sie als Fachbegriffe einfach original übernommen wurden. Der feste Glaube des Therapeuten daran, das Richtige zu tun, ist jedenfalls mit guten Therapieergebnissen assoziiert. Die Überzeugung des Therapeuten überträgt sich vermutlich auf entsprechende Prozesse beim Patienten, z.B. eine positive Besserungserwartung. Bei Suchtpatienten jedoch scheint die Allegiance von Therapeuten selektiv zu versagen. Eine eigene Befragung niedergelassener Therapeuten hat entsprechend gezeigt, dass schizophrene und Suchtpatienten diejenigen Patientengruppen sind, die auf die geringste Behandlungsbereitschaft unter Therapeuten treffen (Schnell et al. 2015). Und wenn Therapeuten selbst davon überzeugt sind, dass sie ihren Patienten nicht helfen können, ist vermutlich nicht viel zu erwarten. Denn die pessimistische Haltung macht sich mindestens in impliziten Botschaften an den Patienten bemerkbar, wenn nicht sogar durch offene Aggression oder ausgesprochene Resignation. In der eigenen Befragung war eine geringe Behandlungsbereitschaft mit längeren Wartezeiten auf einen Therapieplatz assoziiert (ebd.).

Mentalisierung und Sucht

Mentalisieren bedeutet, äußerlich wahrnehmbares Verhalten bei sich und anderen im Zusammenhang mit inneren »mentalen« Zuständen und Vorgängen zu erleben und zu verstehen. Allen et al. (2011) unterstellen allen erfolgreichen Therapien, dass sie Prozesse des Mentalisierens fördern. Diese Fähigkeit ist häufig bei Borderlinestörungen, chronischen Depressionen und schweren Traumafolgestörungen beeinträchtigt. Da diese Störungen komorbid bei Suchterkrankungen auftreten können, sollten Suchttherapeuten entsprechend wachsam sein. Mentalisierungskompetenzen lassen sich fördern, indem Therapeuten eine grundsätzlich interessierte und neugierige, aktiv nachfragende und explorierende Grundhaltung gegenüber eigenen mentalen Prozessen und denen ihrer Patienten einnehmen. Wenn sie ihre dabei ablaufenden Gedanken explizieren, können sich Patienten dies durch Modelllernen aneignen (Brockmann und Kirsch 2015).

Motivationale Klärung und Sucht

Motivationale Klärung klärt die Bedeutung des aktuellen Erlebens und Verhaltens für langfristige Ziele und Werte sowie die entsprechende Bedeutung einer Verhaltensänderung (Grawe 2004). In der Suchtbehandlung ist die motivationale Klärung bedeutsam, da Suchtschemata immer weiter generalisieren und eine »Einengung« des Fühlens, Denkens und Handelns auf die Sucht erzeugen. Es gibt keine oder kaum noch Tätigkeiten und Zielsetzungen, die nicht auf die Beschaffung und den Konsum hin ausgerichtet sind. Folglich ist eine Klärung dessen, welche Bedeutung ein suchtfreies Leben für Betroffene haben könnte, essenziell. Therapeuten können diesen

Prozess durch vertiefendes Nachfragen fördern und eine explorierende und analysierende Grundhaltung einnehmen.

Problemaktualisierung und Sucht

Problemaktualisierung wird auch das »Prinzip der realen Erfahrung« genannt. Gemeint ist, dass emotionale Veränderungen erfolgreicher ablaufen, wenn die entsprechenden Emotionen unmittelbar erlebt werden. Daher suchen Therapeuten mit ihren Angstpatienten die Situationen ihrer Angst aktiv auf, um im Zustand der unmittelbaren Angst eine korrigierende Erfahrung zu machen. Suchtpatienten konfrontieren sich mit Suchtreizen, damit sie den Drang zu konsumieren spüren, während sie gleichzeitig die Verhaltenskontrolle nicht verlieren. Unmittelbar spürbare Probleme sind therapeutischer Veränderung eher zugänglich als im Zustand rein kognitiv-rationaler Distanz, was die sinnvolle Kombination von kognitiver Therapie und emotionsaktivierenden Interventionen begründet. Die Arbeit an akut aktivierten Emotionen in der Therapie wird als »In-session-Fokus« bezeichnet. Therapeuten können die inneren Verarbeitungsprozesse von Patienten achtsam wahrnehmen, emotionale Aktivierungen markieren und fokussieren. Durch bewusst gesetzte Triggerreize lassen sich Schemaaktivierungen absichtsvoll erzeugen. Voraussetzung dafür ist eine ausreichende Explorations- und Klärungsphase, sodass Therapeuten über die Schemalandschaft ihrer Patienten informiert sind.

Problembewältigung und Sucht

Die zuvor genannte gering ausgeprägte Selbstwirksamkeitserwartung und Besserungserwartung steht einer aktiven Bewältigung von Problemen entgegen. Patienten sind eher lageorientiert. Eine aktive Problembewältigung seitens des Patienten kann durch graduiert anspruchsvoller werdende Bewältigungserfahrungen in der Therapie unterstützt werden. Fokussierung von Ressourcen kann zudem die Selbstwirksamkeitserwartung steigern (Haisch 2002). Zuletzt kann der Therapeut als Modell auftreten, wenn er selbst in Konflikte eingebunden ist, z.b. in eine interaktionelle Problematik mit dem Patienten. Dabei sollte er seine Handlungsschritte explizieren und mit dem Patienten reflektieren, um Modelllernen zu ermöglichen.

Ressourcenaktivierung und Sucht

Ressourcenaktivierung ist bei Suchtpatienten oft schwierig, da bei langem Suchtverlauf der gesamte Alltag um die Sucht herum strukturiert wird und viele Ressourcen verkümmern. Dabei ist zu differenzieren, ob prämorbid Kompetenzen vorhanden waren, die von der Sucht »verschüttet« wurden und lediglich reaktiviert werden müssen. Alternativ können Ressourcen bereits prämorbid nicht existent und ein Grund für die Suchtentwicklung gewesen sein. Ressourcenaktivierung ist der Gegenspieler des Problemverhaltens. Parallel zum Abbau der Sucht müssen also Ressourcen aufgebaut werden. In künftigen Entscheidungssituationen zwischen der Sucht oder funktionalem Verhalten wird eher das funktionale Verhalten gewählt, wenn die Ressourcenperspektive die Sucht hinsichtlich ihrer Funktion möglichst gut kompensiert. Entsprechend betrachtet Grawe (2004) als zentrale Funktion der Ressourcenperspektive die Aktivierung von funktionalen Annäherungsschemata.

Therapeutische Beziehung und Sucht

Suchtpatienten gelten ebenso wie Patienten mit Persönlichkeitsstörungen oder chronischen Depressionen als interaktionell schwierig. Interaktionell schwierige Patienten heben die übliche Trennung zwischen impliziter Beziehungsebene und expliziter Inhaltsebene auf, d.h., die Symptomatik manifestiert sich in der therapeutischen Beziehung (TB). Therapeuten sind somit direkt in die Psychopathologie des Patienten involviert und müssen gleichzeitig die ablaufende Dynamik explizieren, analysieren und steuern – was sehr schwierig sein kann. Wenn die Interaktion im Sinne einer korrigierenden Be-

3.11 Wirkfaktorenorientierte Suchtbehandlung

ziehungserfahrung für den Patienten jedoch bewusst und funktional gelenkt wird, avanciert die TB zur störungsspezifischen Intervention. Letztendlich wird heutzutage niemand mehr die hohe Bedeutung der therapeutischen Beziehung als Wirkfaktor bestreiten. Im Unterschied zu anderen Wirkfaktoren werden hinsichtlich der TB jedoch unterschiedliche Wege diskutiert, das Therapieergebnis zu beeinflussen (▶ Abb. 3.6).

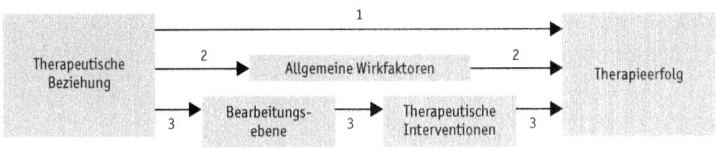

1 = TB als eigenständiger Wirkfaktor (allgemein, spezifisch)
2 = TB zur Aktivierung allgemeiner Wirkfaktoren
3 = TB zur Förderung von Prozessen der Bearbeitungsebene

Abb. 3.6: Zusammenhänge zwischen Therapiebeziehung (TB) und Therapieerfolg (Schnell und Weierstall 2018, S. 19, Abdruck mit freundlicher Genehmigung von Pabst Science Publishers)

Sie kann als eigenständiger Wirkfaktor das Therapieergebnis beeinflussen (Pfeil 1). Sie kann die Aktivierung anderer Wirkfaktoren günstig beeinflussen (Pfeil 2). Dies wird in diesem Kapitel in den o. g. Darstellungen zur Beziehung zwischen allgemeinen Wirkfaktoren und Suchterkrankungen an mehreren Stellen deutlich. Beispielsweise wenn der Therapeut durch bestimmtes Verhalten die Selbstwirksamkeitserwartung des Patienten fördert, aber auch die Problembewältigung, Ressourcenaktivierung, etc. Schließlich kann die TB förderlich auf Arbeitsprozesse einwirken (Pfeil 3) und somit die Bearbeitungsqualität in der Therapie günstig beeinflussen. Ein günstiger Bearbeitungsmodus impliziert Handlungsorientierung und funktionale Problemlösung (Ritz-Schulte et al. 2008). Voraussetzung dafür sind eine ausreichende Änderungsmotivation und Annäherungsbereitschaft beim Patienten (Aktivierung motivationaler Annäherungsschemata). Darauf kann der Therapeut mit seinem Beziehungsangebot Einfluss nehmen. Eine Vertrauensbeziehung zwischen Patient und Therapeut gilt sogar als stärkster Prädiktor für die Bereitschaft des Patienten zur aktiven Mitarbeit (Miller und Rollnick 2015). Grawe (2004) postulierte entsprechend, dass positive Beziehungserfahrungen von Patienten implizit verarbeitet werden und die Annäherungsbereitschaft fördern. Er ergänzte zusätzlich den positiven Effekt auf die Annäherungsbereitschaft bei Patienten, wenn auf der expliziten Ebene auf Ressourcen fokussiert wird. Bei Suchtpatienten ist diese Thematik besonders bedeutsam, da im Rahmen der Ambivalenz ein ungelöster Annäherungs-Vermeidungs-Konflikt besteht, der in der Therapie im Sinne einer Annäherung an Abstinenz aufgelöst werden sollte.

Darüber hinaus wird in der Suchtbehandlung die spezielle Bedeutung der therapeutischen Beziehung bereits in den Darstellungen zum Motivational Interviewing (MI) und Elementen der DBT deutlich. Vermutlich ist die Förderung der Änderungsmotivation von Suchtpatienten als bedeutsamster Aspekt der TB zu betrachten. Denn Ambivalenz gilt als das zentrale Problem in der Therapie mit Suchtpatienten.

Störungsübergreifend wurde kürzlich wieder die besondere Bedeutung der therapeutischen Haltung deutlich, wie sie im MI, aber auch in der DBT praktiziert wird. Fiedler und Pietrowsky (2017) beschreiben in der Einleitung eines Herausgeberwerks zur TB, dass in der amerikanischen Literatur gerade ein Phänomen diskutiert wird, das als »Supershrink« bezeichnet wird. »Shrinks« werden in Amerika Therapeuten genannt. Und in Studien haben sich sog. »Supertherapeuten« gezeigt, die regelhaft erstaunliche Erfolge bei ihren Patienten erreichen. Auf der Suche nach den Geheimnissen ihres Erfolgs schien man wieder bei der Beziehungsgestaltung angekommen zu sein. Offensichtlich geht es den Supertherapeuten »mehr um einen gemeinsamen mit Patienten zu führenden solidarischen Kampf gegen widrige Lebensumstände als darum, Patienten zu ändern« (ebd., S. 322). Das erinnert stark an die akzeptierende Haltung, die das MI für die Beziehung zu Suchtpatienten empfiehlt, oder an den Aspekt des Validierens aus der DBT – eine Kommunikation auf Augenhöhe.

Zudem scheinen die sehr erfolgreichen Therapeuten nicht strikt in den Schablonen einer Schule verhaftet zu sein, sondern bedarfsabhängig integrativ zu arbeiten.

3.11.2 Extratherapeutische Wirkfaktoren in der Suchtbehandlung

In der Betrachtung therapeutischer Wirkfaktoren wurden zunächst *therapeutische Methoden und Techniken* betrachtet. Erst später kam die Ebene der *Prozesse und therapeutischen Beziehung* dazu. Diese Faktoren erklären jedoch auch nur einen gewissen Teil des Therapieerfolgs. Denn bis dato war die Betrachtung relevanter Einflussfaktoren deutlich kontextentrückt (Nestmann et al. 2014). Weitere Faktoren sind zu diskutieren, die den gelebten Alltag der Patienten betonen. Insbesondere bei ambulanten Therapien verbringen Patienten die meiste Zeit in ihrer alltäglichen Lebenswelt. Therapeutische Veränderungen werden dort gelebt und umgesetzt (Transfer). Die Art und Weise, wie der Alltag auf Patienten einwirkt (extratherapeutische Wirkfaktoren), beeinflusst logischerweise auch therapeutisch geplante Veränderungen.

Ein prominentes Modell von Asay und Lambert (2001) differenziert vier relevante Einflussfaktoren hinsichtlich des Therapieerfolgs und quantifiziert jeweils ihren prozentualen Anteil am Erfolg: 15 % durch die *therapeutischen Methoden (Techniken)*, 15 % durch *Erwartungseffekte* (z. B. Änderungserwartung, Selbstwirksamkeitserwartung), 30 % durch *Beziehungsfaktoren* und 40 % durch *extratherapeutische Faktoren*. Therapeutische Methoden aktivieren jeweils schulenspezifische Wirkfaktoren, z. B. die Habituation bei verhaltenstherapeutischer Expositionstherapie. Erwartungs- und Beziehungseffekte lassen sich den allgemeinen Wirkfaktoren subsummieren. Es darf allerdings kritisch in Frage gestellt werden, wie allgemein gültig die von Asay und Lambert postulierten Einflussgrößen hinsichtlich des Therapieerfolgs sind. Mit Sicherheit handelt es sich um eine reduktionistische Darstellung. Denn die genannten Einflussfaktoren sind variable

Größen, d. h., variieren in Abhängigkeit von therapeutischen Schulen und psychischen Störungen. Selbst in verschiedenen Therapiephasen dürfte die Bedeutung einzelner Wirkfaktoren sehr unterschiedlich sein. Beispielsweise ist die Bedeutung der therapeutischen Techniken in der KVT eindeutig höher als in der Gesprächspsychotherapie, mit Sicherheit höher als 15 %. Und bei einer einfachen Phobie sind Techniken bedeutsamer als bei Störungen der sozialen Interaktion, bei welchen eher Beziehungsfaktoren relevant sind. Und eine motivationale Klärung dürfte zu Beginn einer Behandlung bedeutsamer sein als gegen Ende der Therapie (vgl. dazu Schnell 2017). Die *extratherapeutischen Wirkfaktoren* dürften wiederum für die Suchtbehandlung besonders wichtig sein.

Extratherapeutische Wirkfaktoren sind soziale Netzwerkeinflüsse aller Art, beispielsweise persönliche Beziehungen im Alltag, berufliche Integration, aber auch der soziale Status u. v. m. (Nestmann et al. 2014). Gerade in der Suchttherapie sind diese Wirkfaktoren wichtig. Denn hier strukturieren und organisieren Betroffene ihr extratherapeutisches Umfeld stärker als Betroffene anderer psychischer Störungen um ihre Problematik herum. Möglicherweise gilt das noch für Patienten mit einer Anorexia Nervosa, die sich in einschlägigen Internetforen zusammentun und im Kollektiv mit anderen Betroffenen mit einer Essstörung ihre Erkrankung regelrecht feiern. Auch bei manchen Borderlinepatienten zeigt sich mitunter ein hoher Grad der Identifikation mit der Störung. Bei Suchtpatienten kann eine hohe Identifikation mit dem Lebensstil relevant sein, der mit der Sucht assoziiert ist, d. h., Betroffene identifizieren sich dann beispielsweise als »Kiffer« oder als »Kokser«. Im späteren Verlauf der Sucht kommt ein weiterer Faktor hinzu, der weniger mit Identifikation assoziiert ist, sondern stattdessen aus der Not heraus entsteht: eine Not, permanent die bevorzugte Substanz beschaffen zu müssen, also die Verfügbarkeit zu organisieren und sicherzustellen. Dazu dient ein suchtassoziiertes extratherapeutisches Umfeld.

3.12 Besondere Aspekte

3.12.1 Umgang mit schwierigen Situationen

Komorbide psychische Störungen

Therapie mit abhängigen Patienten erfordert stets einen Blick über die Grenzen der Suchttherapie hinaus. Das liegt an der hohen Rate an komorbiden Störungen. Eine womöglich genetisch verursachte funktionelle Störung der dopaminergen Transmission wird beispielsweise neben der Sucht mit dem Auftreten einer PTBS assoziiert. Darüber hinaus postuliert die Affektregulationshypothese eine funktionale Bedeutung der Sucht für andere psychische Störungen, z. B. der PTBS. In solchen Fällen ist die Sucht besonders schwer zu behandeln. Das gilt im Besonderen, wenn komorbide Störungen erst gar nicht diagnostiziert und in das Behandlungskonzept integriert werden, wie es für die PTBS beschrieben ist (Vogt 2013).

Aufgrund von Assoziationen zwischen dem Endocannabinoidsystem und psychischen Störungen (insbesondere schizophrenen Störungen) ist es nicht selten, dass Patienten, die sehr häufig Cannabis konsumieren, subklinische psychotische Symptome bis hin zu manifesten Schizophrenien aufweisen (Yücel et al. 2008). Aber auch das sogenannte amotivationale Syndrom und depressive Affektzustände sind dokumentierte Folgen eines langjährigen Konsums. Im Falle komorbider Störungen ist der Therapieplan entsprechend anzupassen, eine pharmakologische Therapie kann unerlässlich sein. Ein Problem kann darin liegen, dass erfolgreiche Therapie stets bedeutet, geeignete Copingstrategien im Umgang mit Problemen zu entwickeln. Chronische Drogenkonsumenten haben aber oft weitgehend verlernt, Probleme aus eigener Kraft zu bewältigen. Der Konsum hat die Funktion der Problembewältigung übernommen, sodass unter Umständen kaum eigene Ressourcen bestehen.

Für die Behandlung einiger komorbider Konstellationen existieren mittlerweile spezifische Therapiekonzepte (▶ Kap. 4).

Konsumausrutscher und Konsumrückfälle

Suchtpatienten haben die Tendenz, nach Konsumrückfällen resignativ zu reagieren. Unter Umständen ist dies auch Resultat bereits sehr vieler Versuche, aus eigener Kraft abstinent zu werden, und die Geduld ist bis an ihre Grenzen strapaziert. Es lassen sich typische kognitive Muster identifizieren, wie beispielsweise: »Jetzt hat sowieso alles keinen Sinn mehr.«; »Wieder nicht geschafft, dann kann ich es gleich lassen und wieder richtig konsumieren.«; »Ich schaffe es nie, es lohnt sich also nicht, sich anzustrengen.«.

Diese Kognitionen sind für die Therapie nicht hilfreich. Daher hat es sich als günstig erwiesen, klar zwischen einem Konsumausrutscher und einem Konsumrückfall zu differenzieren. Ein Ausrutscher ist ein einmaliges Konsumieren. Von einem Rückfall wird in der Therapie dann gesprochen, wenn der Patient tatsächlich wieder gänzlich in das alte Konsummuster hineingeraten ist. Ein Ausrutscher darf umgekehrt natürlich nicht verharmlost werden. Es ist ein kritisches Ereignis, welches genau betrachtet und mittels Verhaltensanalysen untersucht werden muss (▶ Kap. 3.12.2 »Bergsteigermetapher« und »Boxermetapher«).

Betont werden sollte aber der potenzielle Lerneffekt, den jeder Ausrutscher beinhaltet. Denn kein Fehler sollte zweimal gemacht werden. Jeder Ausrutscher, sofern er gut nachbearbeitet wurde, dient in künftigen, ähnlich kritischen Situationen dazu, die Abstinenzziele des Patienten zu erreichen. »Gut, dass dies jetzt passierte, da Sie hier sind. Lassen Sie uns das Ereignis mal näher betrachten.«

Berauschter Patient in der Therapie

Selbstverständlich lässt sich mit akut berauschten Patienten nicht therapeutisch arbeiten. Zwar kann eine Konsummengenreduktion statt Abstinenz das Therapieziel darstellen. Nicht selten wechselt die Motivation von Patienten auch von einer Konsummengenreduktion hin zu Abstinenz, sodass die Reduktion einen ersten Schritt darstellen kann. Jedenfalls muss der Patient klar dahingehend absprachefähig sein, nüchtern zu den Therapiestunden zu kommen. Sollte dies kaum möglich erscheinen, ist eine ambulante Therapie nicht angezeigt. Ein stationärer Aufenthalt ist dann unerlässlich, der aber in eine ambulante Nachsorge münden sollte.

Ausgeprägte neurokognitive Defizite

Cannabiskonsum führt zu akuten und subakuten kognitiven Defiziten. Methamphetamin und Alkohol können immense Störungen des Gedächtnisses hervorrufen. Diesbezüglich besteht eine sehr hohe wissenschaftliche Evidenz (z. B. Meier et al. 2012). Besonders betroffen sind Aufmerksamkeit, Arbeitsgedächtnis, Kurzzeitgedächtnis sowie das Erlernen von neuen Informationen. Bei Patienten, die bereits früh in der Adoleszenz den Cannabiskonsum begonnen haben, scheinen die Defizite sogar irreversibel. Bei diesen Betroffenen und denjenigen, die lediglich eine Konsumreduktion als Therapieziel verfolgen, beeinflussen die Störungen des Gedächtnisses die Therapie. Es gibt zudem erste Hinweise darauf, dass kognitive Einbußen mit geringem Behandlungserfolg assoziiert sind (Aharonovich et al. 2008). Besprochene Inhalte werden unter Umständen schlecht gespeichert.

Therapeuten könnten ihre Patienten zu Beginn jeder Therapiestunde bitten, die letzte Stunde zu reflektieren. Dann wird deutlich, wie ausgeprägt die Gedächtnisstörungen sind. Dabei sollte aber keine Atmosphäre wie in einer Prüfung entstehen. Eventuell müssen einige Inhalte oft wiederholt werden, bis sie behalten werden.

Inhomogene Gruppen hinsichtlich der kognitiven Leistungsfähigkeit

In Gruppensettings können unterschiedliche neurokognitive Leistungsniveaus dazu führen, dass sich die einen Patienten über- und die anderen Patienten unterfordert fühlen, je nachdem, wie das Leistungslevel der Gruppe ausgerichtet wird. Hier hilft lediglich eine sensible homogene Zusammensetzung der Gruppe. Sofern es die Personalstruktur einer Station erlaubt, können zwei Gruppen angeboten werden, die jeweils auf eher hohem versus niedrigem Niveau arbeiten. Es könnten auch mehrere Stationen zusammenarbeiten, indem die Gruppen stationsübergreifend angeboten werden, um so Ressourcen zu bündeln.

Scheinkompetenz und Scheinüberzeugungen

Es wird immer wieder berichtet, manche Patienten behaupteten scheinbar restlos überzeugt, ab jetzt würden sie für immer den Drogenkonsum beenden. Dabei entstehe der Eindruck einer eher fassadenhaften Scheinkompetenz. Damit einher geht auch das fast gebetsmühlenartige Benennen von sogenannten Anti-Craving-Skills, wie Sport machen, Hobbys suchen, abstinente Freunde treffen, etc. Die gelebte Praxis sieht dann jedoch oft ganz anders aus. Es wird weder Sport betrieben, noch sind abstinente Freunde interessant. Dafür ist der Substanzkonsum umso interessanter. Dies sind häufig Patienten, die bereits einige stationäre Aufenthalte hinter sich haben und daher die therapeutischen Inhalte gut kennen. Möglicherweise sind die Aussagen der Patienten motiviert aufgrund von Annahmen über eine bestimmte Erwünschtheit bei den Behandlern. Oder die Betroffenen kommunizieren gelernte Inhalte, die sie aber nicht verinnerlicht haben, so wie ein auswendig gelerntes Gedicht in einer fremden Sprache. Hilfreich ist hier eine intensivere Handlungsorientierung. Therapeuten sollten konkret darauf fokussieren, was genau beim nächsten Suchtdruck getan wird. Nur so sind langsam erste Erfolgserlebnisse zu verbuchen, und das vorhandene Wissen um hilfreiche Strategien kann so allmählich internalisiert werden. Im Zweifelsfall ist auch die Änderungsmotivation der Betroffenen kritisch zu hinterfragen.

Schwärmerischer Austausch über Drogenerfahrungen in Psychoedukations-Gruppen

In Therapiegruppen, insbesondere bei der Psychoedukation, kann es vorkommen, dass sich die Teilnehmer in einen schwärmerischen Austausch über erlebte Drogenerfahrungen hineinsteigern. Hier ist es wichtig, aktiv bremsend einzuschreiten. Solche Gespräche sind nicht hilfreich, sondern führen im Gegenteil eher dazu, Suchtdruck zu entwickeln, ohne die Bereitschaft, dem entgegenzuwirken.

Fehlende sinnstiftende Lebensperspektive

Jahrelanger Drogenkonsum kann dazu führen, dass die Lebensführung derart eingeengt ist auf konsumrelevante Initiativen, dass es kaum noch ein Leben jenseits der Sucht gibt. Selbst soziale Beziehungen werden häufig aufgegeben, wenn diese nicht der Beschaffung oder dem gemeinsamen Konsumieren dienen. Es findet somit eine ausgeprägte Verarmung des alltäglichen Lebens statt. Im Versuch der gelebten Abstinenz droht folglich eine Leere, die möglichst rasch kompensiert werden muss. Drogenkonsum wird ansonsten schnell wieder als der letzte Rest Vergnügen betrachtet, der geblieben ist (»für was soll ich denn jetzt auch noch aufhören, Cannabis zu rauchen«). Bei solchen Patienten ist eine begleitende Einzeltherapie notwendig, in der parallel zur Psychoedukation an der Entwicklung einer befriedigenden Lebensperspektive gearbeitet wird.

3.12.2 Metaphern in der Suchtbehandlung

Bildliche, symbolische Darstellungen, Analogien in Form kurzer Geschichten oder Vergleiche (nachfolgend unter dem Begriff der Metapher subsummiert) können als therapeutische Werkzeuge eingesetzt werden, die dazu dienen, komplexe Sachverhalte in einem prägnanten Bild zu repräsentieren und abzuspeichern. Das ist höchst effektiv. Denn es kann davon ausgegangen werden, dass die bildlich-symbolische Repräsentation der Metapher die Informationsverarbeitung erhöht, wodurch der Abruf des Inhalts in einer relevanten Situation erleichtert wird. Es ist also wahrscheinlicher, dass ein Patient einen Wissensinhalt dann erinnert, wenn dieser nicht leidglich rein deklarativ vorliegt, sondern in Form eines prägnanten Bildes, in diesem Sinne einer Metapher. In der KVT werden Metaphern schon immer gerne genutzt. Die DBT beispielsweise oder auch die neuere Akzeptanz- und Commitment-Therapie sind voll von anschaulichen Metaphern, aber auch die Verhaltenstherapien der ersten und zweiten Welle haben sich dieses Stilmittels bedient (vgl. Heidenreich und Michalak 2014).

Bergsteiger-Metapher

Wenn ein Bergsteiger einen hohen Berg zu bewältigen hat, kann es ihm passieren, dass er ausrutscht und hinfällt (Analogie Konsumausrutscher). Das ist nicht weiter schlimm, wenn der Bergsteiger wieder aufsteht und weiter den Berg nach oben geht. Vermutlich wird er nicht denken, dass jetzt alles keinen Sinn mehr habe, und sich den ganzen Berg hinunterstürzen. Er kann auch überlegen, warum er gestürzt ist, um in einer ähnlichen Situation nicht erneut zu stürzen. Erst wenn der Bergsteiger resigniert und liegen bleibt, oder den gesamten Berg hinunterstürzt, ist von einem echten Rückfall und nicht nur von einem Ausrutscher zu sprechen (aus Schnell 2014).

Boxer-Metapher

Wie ein Boxer nach einem Niederschlag wieder aufstehen kann, kann der Trinker nach dem Ausrutscher versuchen, danach wieder abstinent zu leben oder kontrolliert zu leben. Erst wenn der Boxer am Boden liegenbleibt, ist der Kampf verloren. Analog ist der Ausrutscher erst dann zum Rückfall geworden, wenn der Patient danach resigniert weiter trinkt. »Der Kampf ist erst zu Ende, wenn der Boxer liegen bleibt«.

Feuerwehr- und Rettungsboot-Metapher

»Die Feuerwehr übt nicht erst, wenn es brennt.« »Rettungsboote werden im ruhigen Fahrwasser montiert.« Dies sind Metaphern aus der Standard-DBT. Sie erklären, warum das Skillstraining zunächst im ruhigen Fahrwasser, bzw. wenn es nicht brennt, d.h., in emotional beruhigten Zustand geübt werden soll. In der jeweils akuten Situation müssen die relevanten Abläufe automatisiert abrufbar sein. Skills werden daher »trocken« eingeübt, bis die Patienten kaum mehr nachdenken müssen, was sie in der Zielsituation, in der Suchtdruck besteht, zu tun haben. Nach und nach werden die Skills dann in Situationen mit echtem Suchtdruck überprüft bzw. weiter vertieft. Dazu wird ein graduiertes Vorgehen genutzt, d.h. erst Situationen mit leichtem Suchtdruck und danach, wenn dies erfolgreich verläuft, mit steigendem Suchtdruck, bis relativ sicher davon ausgegangen werden kann, dass die Patienten im Alltag mit allen Risikosituationen umgehen können.

Neuer und alter Weg

Das Bild des neuen und alten Wegs stellvertretend für das alte Problemverhalten und das neue funktionale Verhalten soll verdeutlichen, warum sich Patienten über einen langen Zeitraum immer wieder bewusst für ihr neues Verhalten aktiv entscheiden müssen. Denn wie ein Weg, der oft begangen wird und dadurch gut gebahnt ist, wird Verhalten im Gehirn als Schema angelegt und durch wiederholte Aktivierung neuronal vernetzt. Neues Verhalten dagegen ist wie ein selten begangener oder eben neuer Weg nicht gut gebahnt. In Situationen, die entsprechende Verhaltensdispositionen triggern, bietet das Gehirn automatisch den besser gebahnten Weg an, d. h. das besser neuronal strukturierte bzw. vernetzte Schema. Patienten müssen das alte Schema daher immer wieder aktiv hemmen und sich bewusst für die Aktivierung des neuen Schemas entscheiden, sich also aktiv gegen das Begehen des gut gebahnten Wegs entscheiden und bewusst den beschwerlicheren neuen Weg wählen. Im Laufe der Zeit »verwildert« der alte Weg, wenn niemand mehr »darauf geht«, so wie auf nicht gefahrenen Bahnschienen Gräser zu wachsen beginnen. Wenn nach einiger Zeit der neue Weg besser im Gehirn vernetzt ist, aktiviert sich das neue Schema automatisch. Dann ist ein neuer Automatismus entstanden und das alte Problemverhalten bietet sich in

Entscheidungssituationen nicht mehr automatisch als Verhaltensoption an.

Orchester-Metapher

Ein Dirigent sagte einmal zu seinem Orchester, welches Angst davor hatte, sich zu verspielen: »Das Entscheidende ist nicht der falsche Ton, den ihr spielt, sondern der Ton, den ihr danach spielt.« Analog bedeutet das, nicht der Ausrutscher ist entscheidend, sondern das Verhalten danach.

See-Metapher

Patienten sollen erkennen, dass sie sich ihre widrigen Lebensbedingungen meist nicht ausgesucht haben, sondern dort hineingeboren wurden. Sie wurden quasi in einen See geworfen, in dem sie nun zu ertrinken drohen und verzweifelt versuchen, an der Oberfläche zu bleiben. Doch auch wenn sie nicht für die Situation verantwortlich sind, liegt es dennoch in ihrer Verantwortung, aus dem See zu entkommen. Sie müssen aus eigener Kraft an Land schwimmen und sich selbst eine neue Umgebung suchen. Das bedeutet, dass sie aktiv daran arbeiten müssen, wenn sie ihre Situation verändern möchten. Auch der Therapeut trägt sie nicht aus dem See, er hilft aber kooperativ, ihn zu verlassen.

3.12.3 Die Therapie beenden

Das Ende der Therapie ist rechtzeitig vorzubereiten. Beendet werden muss die Therapie auf drei Ebenen: Formal, inhaltlich und auf der Ebene der therapeutischen Beziehung.

Formal betrachtet sollten die Frequenzen der Therapiestunden verringert werden, um den Übergang in die Zeit ohne Therapie elegant zu gestalten. Während durchschnittlich eine Stunde pro Woche üblich ist, in schwierigen Therapiephasen mitunter sogar zwei oder drei Termine pro Woche vereinbart werden können, ist eine 14-tätige Frequenz gegen Ende der Behandlung üblich, wenn noch ca. 10 Sitzungen verbleiben. Es gibt Therapeuten, die die Frequenzen noch weiter strecken bis zu einer Stunde pro Monat. Einige Stunden können aufgehoben werden, um sie entweder als geplante Katamnese in beispielsweise 3, 6 und 12 Monaten zu nutzen oder sie bedarfsabhängig als Booster-Sitzungen einsetzen zu können.

Inhaltlich ist es grundsätzlich wichtig, neue Themen im späteren Therapieverlauf nur dann zu beginnen, wenn diese auch zu Ende gebracht werden können. In den letzten 10 Stunden etwa ist es nur noch sinnvoll, das bereits Besprochene gemeinsam zu reflektieren, zu bilanzieren, besondere neue Ressourcen des Patienten zu markieren und intensiv am Transfer des Erreichten zu arbeiten. Der Fokus sollte explizit nur noch auf Ressourcen und Kompetenzen gelegt werden. Probleme »anzutherapieren« und halb bearbeitet stehen lassen zu müssen, ist lediglich frustrierend und hat keinen Sinn.

Etwa im letzten Drittel sollte begonnen werden, die *Beziehung allmählich aufzulösen*. Im Unterschied zum expliziten formalen und inhaltlichen Beenden findet die Auflösung der Beziehung lediglich implizit statt (sog. »verdeckte Abschlussphase«, vgl. Schnell 2017). Je nachdem, ob der Patient Probleme damit hat, Bindungen einzugehen und wieder loszulassen, kann das Auflösen der Therapiebeziehung schwierig werden oder nicht. In der Regel bedarf es keiner spezifischen Strategien dafür, abgesehen davon, dass der Therapeut immer mehr Verantwortung an den Patienten abgibt, um selbst immer weniger »sichtbar« und »notwendig« zu werden. Patienten mit interaktionellen Störungen, die bei Suchtpatienten nicht selten vorkommen, können jedoch mit Angst oder Wut auf den nahenden Verlust des Therapeuten reagieren. Hier kann es sinnvoll sein, das Ende der Therapie möglichst früh zu terminieren, damit sich der Patient darauf einstellen kann. Zudem kann das Thema »Verlust und Trennung« als Therapiethema aufgenommen und besprochen werden (weitere Hinweise zur Gestaltung des Therapieendes in Schnell 2017).

4 Moderne Therapieansätze und Programme

Es gibt diverse störungsspezifische Ansätze in der Suchttherapie. Bevor nachfolgend ein komplexer Ansatz im Sinne moderner kognitiver Verhaltenstherapie für das langfristig angelegte ambulante Setting vertieft vorgestellt wird, erfolgt ein breiter Überblick über die verschiedenen evaluierten Ansätze mit verhaltenstherapeutischer Orientierung.

4.1 Kurzinterventionen und Kurztherapien bei Abhängigkeit

Kurzinterventionen sind definiert als kurzzeitige Interventionen, die mittels einer oder wenigen Sitzungen (1–4) darauf abzielen, die zentrale Problematik des Patienten zu analysieren und ihn dazu zu motivieren, die mit dem Konsum assoziierten Schäden durch Inanspruchnahme einer zusätzlichen Drogentherapie zu reduzieren. Sie haben eher beratenden als therapeutischen Charakter, sind hinsichtlich ihrer Wirksamkeit aber dennoch empirisch belegt (▶ Kap. 5).

Kurztherapie ist hingegen ein Prozess systematischer und zielgerichteter Beurteilung, Motivierung des Patienten und schneller Umsetzung von Veränderungsstrategien. Kurztherapien umfassen üblicherweise mehr Sitzungen (≥ 10 Einheiten) als Kurzinterventionen und unterscheiden sich zudem in ihrer Zielsetzung, Betroffene zu befähigen, ihre kognitiven Schemata zu verändern; sie behandeln zudem diverse Hintergrundprobleme.

Die Evidenz der kurzen Interventionen und Therapien ist durch Meta-Analysen belegt, wobei dennoch gilt, dass Suchttherapien umso erfolgreicher sind (gemessen an der Dauer der Abstinenzzeit), je länger sie dauern (Kiefer et al. 2018).

4.2 Alkoholismusspezifische Psychotherapie (ASP)

Die ASP basiert auf den Befunden der MATCH-Studie (Project MATCH Research Group 1997), der weltweit größten Psychotherapiestudie mit 1.726 alkoholabhängigen Patienten. Diese wurden jeweils einer von drei Bedingungen randomisiert zugeteilt. Miteinander verglichen wurden eine kognitive Verhaltenstherapie, ein Motivationssteigerungsansatz und eine an das 12-Stufen-Programm der Anonymen Alkoholiker angelehnte Therapie. Entgegen aller Erwartungen zeigten sich keine signifikanten Unterschiede zwischen den drei Bedingungen (Kiefer et al. 2018; Löber et al. 2016).

Als pragmatisches Ergebnis aus der Studie wurde ein 25-stündiges Therapieprogramm konzipiert, welches aus Elementen aller drei Konzepte besteht, die sog. Alkoholismusspezifische Psychotherapie (ASP; Mann und Brück 2006). Die ASP besteht aus vier Behandlungsphasen. Erstens beginnt der Beziehungsaufbau mit Methoden der Motivationssteigerungsbehandlung. Zweitens folgt das Erstellen eines individuellen funktionalen Bedingungsmodells für die Sucht, auf dessen Basis ein Veränderungs- und Behandlungsplan erstellt wird. Zentral ist zudem das Identifizieren von Ressourcen, die für eine Veränderung wichtig sind. Die dritte Phase besteht aus einem Fertigkeiten- bzw. Skillstraining. Dieses fokussiert auf Fertigkeiten zum Umgang mit Suchtdruck und sozialen Kompetenzen. Die vierte Phase besteht aus Interventionen zur Aufrechterhaltung des Erreichten. Dazu werden niederfrequente Check-up-Sitzungen angeboten und wiederholt wird die Abstinenzmotivation aktualisiert.

4.3 Community Reinforcement and Family Training (CRAFT)

Der Ansatz des 12-stündigen Community Reinforcement and Family Trainings (CRAFT; Meyers et al. 1998) ist eng verwandt mit dem Community Reinforcement Approach (CRA), welches von Meyers und Smith entwickelt wurde und manualisiert vorliegt (Meyers und Smith 2007). Der Begriff »Community« bezieht sich auf die sozialen Netzwerke der Patienten. Die Netzwerke sollen Patienten, die nicht gewillt sind, ihren Alkoholkonsum zu beenden, zur Suchtbehandlung motivieren und darüber hinaus dabei unterstützen, die aktuellen Konsummengen zu reduzieren. Ferner soll die Lebensqualität der Angehörigen verbessert werden, indem problematische Begleitthemen wie häusliche Gewalt thematisiert werden. Zu erlernende Verhaltensfertigkeiten sind sogenannte Skills. Sie zielen auf ein Kommunikationstraining, Problemlösestrategien und ein sog. Ablehnungstraining ab. Dabei ist ein zentrales therapeutisches Element das Kontingenzmanagement im Sinne einer Verstärkung von erwünschtem Verhalten. Angehörige der Patienten werden instruiert, erwünschtes Verhalten der Süchtigen mit den operanten Methoden des Shaping und Chaining auszuformen bzw. einzelne Verhaltenselemente miteinander zu verketten. Dazu sollen Angehörigen eine Reihe potenzieller Verstärker identifizieren, die sie dann im Alltag einsetzen. Diese können beispielsweise das Lieblingsessen des betroffenen Patienten sein, bewusste Zuwendung, ein gemeinsamer Kinobesuch etc. Bereits kleinste Erfolge des Patienten sollen intensiv gewürdigt, gelobt und verstärkt werden (Bischof 2022).

4.4 CANDIS-Programm bei Cannabissucht

In Deutschland gibt es ein erfolgreich evaluiertes Kurzzeitprogramm der KVT für die Behandlung der Cannabisabhängigkeit, die 10-stündige CANDIS-Therapie von Hoch et al. (2011), bestehend aus drei inhaltlichen Modulen. Der Ansatz integriert Elemente des Motivational Interviewing von Miller und Rollnick (2012, 2015) zum Aufbau von Änderungsmotivation, besteht ansonsten jedoch im Wesentlichen aus klassischen kognitiv-behavioralen Interventionen zur konkreten Veränderung des Konsumverhaltens. Ein psychosoziales Problemlösetraining dient zudem der Bearbeitung von Problembereichen und vermittelt funktionale Problemlösestrategien.

4.5 Computergestützte psychologische Interventionen (CPI)

Die zunehmende computerbasierte Unterstützung von Psychotherapie ist auch in der Suchtbehandlung angekommen. Erste Konzepte basieren auf kognitiver Verhaltenstherapie. Ein entsprechendes Konzept sind sog. »Serious Games«. Dabei handelt es sich um Computerspiele, die einen funktionalen Nutzen transportieren. Aus Finnland kommt beispielsweise das Spiel »Fume« (http://fume.utu.fi/ Zugriff am 26.03.2024), welches auf dem Smartphone gespielt wird. Der Spieler hilft dabei den Bürgern einer Stadt im Kampf gegen den bösen »Mr. Nicotine Dependency«. Dieser schadet den Bürgern, da er die Stadt beschmutzt und mit »Fake News« über Tabak ahnungslose Bürger einfängt und zu seinen Komplizen macht. Ziel des Spiels ist die Tabakprävention. Ein Konzept aus Deutschland mit dem Namen IRIS-III zielt auf die Prävention und Behandlung von Schwangeren mit Alkoholproblemen ab. Es integriert psychoedukative Elemente und Strategien der KVT. Dabei können acht Module bearbeitet werden, deren jeweilige Auswahl von der individuellen Geschwindigkeit der Nutzer hinsichtlich geplanter Veränderungen des Alkohol- oder Nikotinkonsums abhängt (Übersicht in Petersen 2018).

Der Vorteil von CPI-Programmen ist sicherlich deren motivationsfördernde Eigenschaft. Computerspiele machen zumindest jüngeren Nutzern Spaß, was von herkömmlicher Psychotherapie nur bedingt behauptet werden kann. Die Bandbreite möglicher zukünftiger Konzeptionen ist schier unendlich. Sie reicht von virtueller Realität mit störungsspezifischen Szenarien bis hin zur Nutzung aktueller Entwicklungen im Bereich der künstlichen Intelligenz.

Ein besonders interessantes Therapieprogramm, die Virtual Reality Cue Exposure (VRCE), publizierten kürzlich Chen et al. (2018). Sie kombinieren eine graduierte Cue-Exposure mit den Möglichkeiten der virtuellen Realität. Somit können Patienten im geschützten virtuellen Raum sich graduiert mit konsumbezogenen Risikosituationen konfrontieren und lernen, sie zu bewältigen.

4.6 Konzepte für komorbide psychische Störungen und Sucht

Die meisten psychischen Störungen sind mit einem erhöhten Risiko für die Entwicklung einer komorbiden Suchterkrankung assoziiert. Besonders hoch sind die Lebenszeitprävalenzen für komorbide Sucht bei der antisozialen Persönlichkeitsstörung (bis zu 80 %), bei der bipolaren Störung (bis zu 60 %), bei Schizophrenien (durchschnittlich 50 %), und bei Depressionen (30–60 %). Für die PTBS werden Lebenszeitprävalenzen von 26–52 % berichtet und etwa ein Viertel der ADHS-Patienten entwickeln komorbid eine Suchterkrankung (Dirks et al. 2017; Überblick in Kensche et al. 2014). Zudem gibt es einen

4.6 Konzepte für komorbide psychische Störungen und Sucht

Zusammenhang zwischen komorbider Sucht und dem Schweregrad der psychischen Störung (Bastine 2012). So tritt komorbide Sucht im ambulanten Setting weniger häufig auf als in stationären Einrichtungen. Die Wahl der Substanz ist auch nicht zufällig. So sind Alkohol und Cannabis die am häufigsten konsumierten Substanzen, jedoch mit einem deutlichen Alterseffekt, nach dem ältere Patienten eher Alkohol trinken und jüngere Patienten bevorzugt Cannabis konsumieren. Eine weitere Gruppe von Patienten gilt als polytoxikoman, d. h., sie konsumieren mehrere Substanzen.

Zur Erklärung des Phänomens der Komorbidität gibt es drei Ansätze, die sich gegenseitig ergänzen. Zum einen werden gemeinsame biologische und psychosoziale Risikofaktoren für verschiedene Störungen diskutiert, die sowohl das Risiko für eine Suchterkrankung als auch für weitere psychische Störungen erhöhen. Ferner lassen sich funktionale Beziehungen zwischen Sucht und psychischen Komorbiditäten beobachten, indem das Suchtverhalten als ungünstiger Copingversuch zur Regulation von Folgen der komorbiden Störung aufgefasst wird (Hypothese der Affektregulation). Drittens wird von kausalen Beziehungen gesprochen, wenn Substanzkonsum zur Auslösung anderer Störungen beiträgt, wie es vielfach für Cannabiskonsum einerseits und schizophrene Psychosen andererseits nachgewiesen wurde.

Für einige Kombinationen aus psychischer Störung und Suchterkrankung gibt es mittlerweile spezifische Therapieprogramme. Für die Behandlung komorbider Störungskonstellationen gilt, dass die Ansätze integrativ konzipiert werden sollten. Denn weder eine parallele Behandlung der Suchtkomponente und der komorbiden Störung hat sich als Erfolg versprechend herausgestellt, noch eine sequenzielle Therapie, d. h., erst die eine Störung und danach die zweite Störung zu behandeln. Integrativ bedeutet, dass gemeinsame Aspekte beider Störungen identifiziert und behandelt werden. Das können gemeinsame dysfunktionale Kognitionen sein, Probleme mit der Affektregulation und der Stresstoleranz u. v. m.

4.6.1 Posttraumatische Belastungsstörung und Sucht

Für die Posttraumatische Belastungsstörung (PTBS) und komorbide Sucht gibt es die Therapie »Sicherheit finden« (Original »Seeking Safety«) von Najavits (2009). Das Programm ist modular aufgebaut und jedes Modul behandelt ein in sich geschlossenes Thema. Dabei geht es u. a. um die Veränderung von typischen dysfunktionalen Kognitionen, um den Aufbau eines gesunden Selbstwertgefühls, um positive Selbstzuwendung, um den Aufbau von sozialen Kompetenzen und um Methoden, sich von aversiven Emotionen zu distanzieren.

4.6.2 Schizophrenie und Sucht

Für die Behandlung von Schizophrenien und komorbider Sucht gibt es drei deutschsprachige Therapieprogramme. Sie stehen nicht in Konkurrenz zueinander, da sie jeweils andere inhaltliche Schwerpunkte setzen.

- KomPAkt-Training (Gouzoulis-Mayfrank 2007) ist ein psychoedukatives Programm, welches auf die Zusammenhänge zwischen Psychose und dem Konsum psychoaktiver Substanzen fokussiert, auf Wirkweise und Komplikationen von Alkohol und Drogen sowie auf Aspekte der Behandlung.
- Gesund ohne Alkohol leben (GOAL) (D'Amelio et al. 2005) ist ein Therapieprogramm, bestehend aus zweimal wöchentlichen psychoedukativen Gruppensitzungen über fünf Wochen, eingebettet in ein umfassendes Programm mit verhaltens-, kreativ- und sporttherapeutischen Elementen.
- KomPASs-Training (Schnell und Gouzoulis-Mayfrank 2007) ist ein verhaltenstherapeutisches Programm, welches aus verschiedenen Modulen besteht. Vermittelt wird in einem Skillstraining die Regulation von Craving sowie von Craving auslösenden negativen Affekten. In einem sozialen Kompetenztraining werden Ablehnungsstrategien vermittelt, wobei differenziert wird, ob Drogen-

angebote von Freunden oder von Fremden kommen. In einem weiteren Modul werden dysfunktionale Sucht-Kognitionen modifiziert, die gleichzeitig mit einem dysfunktionalen Coping-Stil in Bezug auf die psychotische Grunderkrankung assoziiert sind. Zuletzt werden ein Krisen- und Notfallplan erarbeitet sowie Strategien zum Umgang mit Rückfällen in beide Störungen.

4.6.3 Persönlichkeitsstörungen und Sucht

- Insbesondere die antisoziale PS und die Borderline-PS treten häufig mit komorbider Sucht auf. Für die integrative Psychotherapie beider Problemfelder werden Konzepte weiterentwickelt, die zunächst nur für die alleinige Behandlung von PS konzipiert wurden. Insbesondere zwei entsprechende Konzepte aus der Verhaltenstherapie sind hier zu nennen: Bei der Dialektisch-Behavioralen Therapie für PS und Suchterkrankungen (DBT-S) (»S« steht für Sucht; Kienast et al. 2014) werden Skills zur Regulation von intensiven Affekten vermittelt, die bei Betroffenen sowohl zu Selbstverletzung als auch zu Substanzkonsum führen können. Das Einnehmen einer achtsamen Grundhaltung wird erlernt, da durch Achtsamkeit eine gewisse Distanzierung zum aktuellen Geschehen erreicht werden kann, und dabei hilft, Suchtdruck zu widerstehen. Für den Umgang mit anderen Menschen werden soziale Kompetenzen vermittelt, insbesondere was das Ablehnen von Drogenangeboten betrifft. Ein weiterer Fokus liegt auf der therapeutischen Beziehung, die durch eine Dialektik zwischen Validieren und dem Einnehmen einer Veränderungsperspektive charakterisiert ist. Dabei wurde das Prinzip der »dialektischen Abstinenz« definiert, welches dem Therapeuten erlaubt, bei Bedarf keine radikalen Veränderungen im Konsumverhalten des Patienten zu fordern, sondern realistische Veränderungen im Blick zu haben. Abstinenz ist dabei das Therapieziel, welches stufenweise erreicht wird.
- Eine Adaption der Schematherapie für Suchterkrankungen ist die sogenannte Dual-Fokus-Schematherapie (DFST; Ball 1998). Die

Behandlung mit DFST integriert persönlichkeitsbezogene und suchtspezifische Strategien. Diese beinhalten ein Rückfallpräventionstraining, die Vermittlung zwischenmenschlicher Fertigkeiten, Fertigkeiten zur Emotionsregulation und zur Stimuluskontrolle sowie zum Umgang mit Craving. Auf der Ebene der Schemata werden verschiedene Selbstanteile differenziert, die als Schemata bzw. Modus bezeichnet werden. Ein Modus ist letztendlich ein motivationales Schema, d. h. eine aktuelle Reaktionsbereitschaft, die situativ aktiviert wird und auf prägende biografische Erfahrungen zurückzuführen ist. Ein Fokus der therapeutischen Arbeit liegt auf bestimmten Schemata bzw. Modi, die mit erhöhtem Risiko für Substanzkonsum assoziiert sind. Dabei wird Substanzkonsum als maladaptive Strategie zur Bewältigung von Affekten und Konflikten aufgefasst. Im Rahmen der Beziehungsgestaltung werden deprivierte Beziehungsmotive nachträglich befriedigt (»begrenztes Nachbeeltern«).

5 Empirische Evidenz der Suchtbehandlung

5.1 Evidenz für unterschiedliche Behandlungssettings

Suchtbehandlungen stehen im Ruf, besonders schwierig und nur mäßig erfolgversprechend zu sein. Dies validieren aktuelle Daten der Deutschen Suchthilfestatistik (DSHS-Statistik), die zwischen unterschiedlichen Settings (ambulant versus stationär) differenzieren sowie zwischen planmäßiger versus unplanmäßiger Beendigung der Therapie (unplanmäßig: Patient bricht Behandlung ab; Therapeut beendet Behandlung aus disziplinarischen Gründen; Patient verstirbt) (Dauber et al. 2016). Erfolgsmaße differenzieren zwei positive Ergebnisse (erfolgreiche Therapien, Therapien mit gebesserter Symptomatik) sowie zwei erfolglose Ergebnisse (unveränderter Zustand des Patienten, Verschlechterung des Zustands), die jeweils am Tag des Therapieendes erfasst wurden. Zielparameter für Erfolg war das Ausmaß des Substanzkonsums (▶ Tab. 5.1).

Es zeigte sich, dass planmäßige Beendigungen mit einem besseren Ergebnis als unplanmäßige Beendigungen assoziiert sind. Ca. 80 % der ambulanten und 92 % der stationären Patienten, die ihre Behandlung planmäßig beendeten, erreichten ein positives Ergebnis. Von denjenigen Patienten, deren Behandlung dagegen unplanmäßig beendet wurde, erreichten lediglich ein Drittel der ambulanten Klienten und ein Viertel der stationären Patienten ein positives Behandlungsergebnis.

Tab. 5.1: Behandlungsergebnisse ambulant und stationär (n = 797 ambulante Einrichtungen, n = 192 stationäre Einrichtungen) (DSDS-Statistik, Dauber et al. 2016)

Ergebnis	ambulant		stationär	
	planmäßig beendet n = 91.983	unplanmäßig beendet n = 47.728	planmäßig beendet n = 27.616	unplanmäßig beendet n = 7.311
positives Ergebnis	79,7 %	34,0 %	92,1 %	27,2 %
... davon erfolgreich	39,2 %	5,0 %	34,4 %	3,1 %
... davon gebessert	40,5 %	29,0 %	57,7 %	24,1 %
negatives Ergebnis	20,3 %	65,9 %	8,0 %	72,8 %
... davon unverändert	19,1 %	59,4 %	7,5 %	67,9 %
... davon verschlechtert	1,2 %	6,5 %	0,5 %	4,9 %

Vogt (2013) dokumentiert eine zusätzliche Differenzierung von DSHS-Daten zwischen Alkohol und illegalen Drogen mit deutlich besseren Ergebnissen der alkoholabhängigen Patienten. Dabei sind stationäre relativ zu ambulanten Settings mit höheren Effekten assoziiert. Die Ein-Jahres-Katamnesen relativieren diese Befunde jedoch. Denn hier zeigen sich für Alkoholabhängige hohe Rückfallraten, wobei das initial weniger erfolgreiche ambulante Setting mit 52 % Rückfällen sogar etwas stabilere Erfolge bringt als das stationäre Setting mit 59 % Rückfällen. Mehr als die Hälfte der Alkoholabhängigen wird also innerhalb eines Jahres rückfällig. Übrigens werden für opiatabhängige Patienten Rückfallraten von 80–90 % innerhalb des ersten Jahres nach der Behandlung berichtet.

5.2 Evidenz des Vergleichs verschiedener Therapieansätze

Bezüglich der Frage einer vergleichenden Wirksamkeit unterschiedlicher Therapieansätze analysieren Block und Loeber (2018) in einem aktuellen Review drei nationale Leitlinien, zwei Übersichtsarbeiten und 16 Originalstudien und dokumentieren das folgende Ergebnis: Zunächst erhalten nur wenige Patienten eine ambulante »state of the art«-Behandlung. Als evidenzbasierte Behandlungen werden die KVT und motivationsbasierte Interventionen genannt. Auch neuere Methoden, wie die achtsamkeits- und akzeptanzbasierten Interventionen werden empfohlen. Hypnotherapie scheint dagegen selektiv bei Nikotinsucht erfolgversprechend zu sein. Das bedeutet in der Zusammenschau jedoch nicht, dass andere Therapien nicht funktionieren. Lediglich die Datenlage ist in Ermangelung qualitativ hochwertiger Studien zu begrenzt, um entsprechende Aussagen zu treffen.

Ein interessantes Phänomen in Bezug auf die vergleichende Wirksamkeit verschiedener psychotherapeutischer Verfahren zur Suchtbehandlung ist, analog zu Befunden aus der Therapieforschung im Allgemeinen, das sogenannte *Äquivalenzparadox*. Das bedeutet, dass sich die unterschiedlichen Verfahren in manchen Studien nicht oder lediglich geringfügig in ihrer Wirksamkeit unterscheiden. Ein Beispiel für das Äquivalenzparadox ist die MATCH-Studie (Project MATCH Research Group 1997), die weltweit größte Psychotherapiestudie mit alkoholabhängigen Patienten. Dabei wurde kognitive Verhaltenstherapie mit einer Motivationstherapie und dem 12-Stufen-Programm der Anonymen Alkoholiker miteinander verglichen. Die drei Ansätze waren entgegen der Erwartungen gleich erfolgreich (Kiefer et al. 2018). Als Erklärung für die fehlenden oder geringen Unterschiede zwischen verschiedenen Therapieansätzen, die sich auch in vielen anderen Studien immer wieder zeigen, werden unspezifische Wirkfaktoren herangezogen. Diese wirken über alle Therapien hinweg auf die gleiche Weise. Da die Studienlage jedoch relativ heterogen ist, d. h., auch abweichende Befunde existieren, werden keine weiteren Interpretationen versucht.

Zur differenziellen Wirksamkeit einzelner therapeutischer Methoden gibt es relativ wenige Daten, da häufig komplexe Therapieprogramme evaluiert werden, die aus mehreren Modulen bestehen (z. B. MI, Psychoedukation und KVT).

5.2.1 Evidenz für Kurzinterventionen

Zwar gilt, dass Behandlungen umso erfolgreicher sind, je länger sie dauern. Dennoch sind auch Erfolge von Kurzinterventionen von einer Dauer zwischen 1–4 Sitzungen empirisch belegt. Bereits eine hausärztliche Intervention, die Informationsvermittlung und beratende Ratschläge umfasst, konnte in einer Metaanalyse bei 50 % der Patienten zu reduzierten Trinkmengen führen (Kiefer et al. 2018).

5.2.2 Evidenz für Psychoedukation (PE)

Für die Psychoedukation gilt es genauso wie für Elemente motivationsfördernder Interventionen, dass sie so gut wie in keinem wirksamen und komplexeren Therapieprogramm zur Behandlung der Sucht fehlen. Für sich genommen reicht die PE jedoch nicht aus, um Suchterkrankungen zu therapieren. Zwar ist der Anspruch der PE, nicht lediglich Wissensvermittlung zu sein, sondern zusätzlich Copingskills für einen funktionaleren Umgang mit Suchtstoffen, Stress, Problemen etc. zu entwickeln. Dennoch sollte PE immer mit weiterführenden Interventionen kombiniert werden. Als alleinige psychotherapeutische Komponente ist die Wirksamkeit von PE begrenzt (Mann und Loeber 2008).

5.2.3 Evidenz für Motivierende Interventionen (MI)

Interessanterweise ist auch bei MI, der Intervention, die in keinem Erfolg versprechenden Therapieprogramm fehlen darf, die empirische Datenlage für die Suchttherapie nicht eindeutig. Es kommt bei der Frage nach der Wirksamkeit immer auch auf die operationalisierten Zielkriterien an, die in Studien oft variieren. So fanden Lundahl et al. (2010) bei adoleszenten Konsumenten illegaler Drogen in einer großen Stichprobe von 1.466 Patienten keine Effekte des MI auf die Konsummengen. MI wirkte sich aber positiv auf die Änderungsmotivation aus. Auch Li et al. (2016) kamen zu einem solchen Ergebnis. Verbesserung der Motivation ist letztendlich das erklärte Ziel der Intervention, und es kann spekuliert werden, ob Änderungsmotivation möglicherweise mit einer gewissen Latenz das Konsumverhalten letztendlich doch positiv beeinflusst. Entsprechend des transtheoretischen Modells der motivationalen Stadien ist verbesserte Änderungsmotivation zumindest einen Schritt näher am Stadium der Handlung, ist aber nicht mit dieser gleichzusetzen.

Bei Erwachsenen wurden dagegen gewisse Reduktionen der Konsummengen identifiziert. Dabei scheint der Fokus auf Alkoholsucht etwas vielversprechender zu sein als der Fokus auf illegale Drogen (Smedslund et al. 2011). In der Zusammenschau fehlt es jedoch an einheitlichen großen Studien mit vergleichbaren Zielparametern, um abschließende Aussagen zu treffen. In den »Leitlinien für Interventionen in der Drogenbehandlung« des Zentrums für interdisziplinäre Suchtforschung (2008) wird zusammengefasst, dass MI dabei hilft, Behandlungsabbrüche zu verringern, die Mitwirkung des Klienten zu fördern und die Erfolge und Erhaltung positiver Verhaltensänderungen zu steigern. Kurzinterventionen mit MI sind bei Alkoholsucht effektiver als keine Intervention oder Wartelistebedingungen und nicht schlechter als einige Arten intensiverer Behandlung (Bien et al. 1993). Abschließend gilt der eindeutige Befund, dass nahezu alle erfolgreichen Therapieprogramme, die unterschiedliche Module integrieren, Elemente des MI einsetzen. Es wird diesbezüglich davon ausgegangen, dass MI die Effekte anderer Behandlungen erhöht, was logisch ist, denn eine gesteigerte Änderungsmotivation dürfte sich in einer grundlegend verbesserten Arbeitsqualität niederschlagen.

5.2.4 Evidenz für kognitive Interventionen

Kognitive Therapie (KT) der Sucht geht auf A.T. Beck und Kollegen (1997) zurück, und hat von daher eine lange Historie. KT wird in der Regel in Kombination mit anderen Strategien eingesetzt. Ihre Relevanz wird in der verfügbaren Literatur zusammenfassend als hoch bewertet. Sudhir (2018) dokumentiert in einer aktuellen Übersichtsarbeit, dass insbesondere die Technik, Vor- und Nachteile des Substanzkonsums sowie neuem funktionalem Verhalten zu explorieren, in der Suchtbehandlung effektiv eingesetzt werden kann. Alleine daran zeigt sich jedoch die Konfundierung mit anderen Interventionen. Denn genau diese Technik wird auch im Motivational Interviewing eingesetzt und gilt auch dort als eine der vielversprechendsten Techniken, um Änderungsmotivation zu erzeugen.

5.2.5 Evidenz für Cue-Exposure

Studien zur systematischen Konfrontation mit suchtassoziierten Reizen und Reaktionsverhinderung liefern keine konsistenten Ergebnisse (Kiefer et al. 2018). Entsprechend kam eine Metaanalyse mit 9 Studien zu dem Ergebnis, dass keine eindeutige Empfehlung für die Cue-Exposure ausgesprochen werden kann (Conklin und Tiffany 2002). Mellentin et al. (2017) konstatieren in einem metaanalytischem Review, dass Cue-Exposure bei illegalen Drogen zwar nicht erfolgversprechend zu sein scheint, sehen jedoch in der Behandlung von Alkoholsucht durchaus Potenzial. Sie berichten geringe Effekte hinsichtlich der Konsummengen und moderate Effekte bezüglich einer längeren Latenz bis zum nächsten Rückfall. Insgesamt gibt es einfach noch nicht genug Studien, um abschließend über die Intervention zu urteilen (Lindenmeyer 2022). Andere Autoren sind optimistischer und weisen darauf hin, dass sich Belege für die Wirksamkeit der Intervention allmählich mehren (Löber et al. 2016).

5.2.6 Evidenz für Skillstrainings in der Suchtbehandlung

Skillstrainings haben einen sehr guten Ruf innerhalb der KVT. Das klassische Skillstraining entstammt der DBT für Borderlinepatienten. Da viele dieser Patienten eine komorbide Suchtproblematik aufweisen, wurde bald eine Adaption für komorbide Patienten vorgestellt. Mittlerweile existieren Skillstrainings auch unabhängig von Persönlichkeitsstörungen, da sie sich in der Suchtbehandlung gut bewährt haben. Entsprechende Daten publizierten Litt et al. (2008). Sie verglichen ein separates Skillstraining mit Kontingenzmanagement und MI bei Patienten mit Cannabisabhängigkeit. Die besten Ergebnisse hinsichtlich des Zielparameters langfristiger Abstinenz lieferte dabei das Skillstraining. Es scheint also gerechtfertigt, dass viele Therapieprogramme Elemente aus Skillstrainings integrieren. Auch von anderen Autoren wird berichtet, dass die Vermittlung von Copingskills innerhalb der KVT von Suchterkrankungen einen zentralen Stellenwert hat (Kiluk und Carroll 2013).

5.2.7 Evidenz für Achtsamkeit und Akzeptanz

Lee et al. (2015a) integrierten 10 randomisierte kontrollierte Studien zur Akzeptanz- und Commitment-Therapie bei Suchterkrankungen, die neben dem Element der Akzeptanz auch achtsamkeitsbasierte Techniken vermittelt. Es konnten signifikante Effekte mit mittleren Effektstärken identifiziert werden, was bei dieser Klientel mehr als vielversprechend ist. Auch andere Autoren dokumentieren Befunde, die auf eine relativ gute Wirksamkeit von achtsamkeitsbasierten Interventionen hinweisen (z. B. Sudhir 2018).

Eine gute Effektivität wird achtsamkeits- und akzeptanzbasierten Interventionen auch in der Rückfallprophylaxe von Suchtkrankungen bescheinigt. Hier liegt der Erfolg vermutlich in der Fähigkeit begründet, negative emotionale Zustände eher zu tolerieren/zu akzeptieren, um nicht mit starkem Craving zu reagieren. Und selbst wenn Craving auftritt, kann schließlich auch dieses toleriert werden, sodass es nicht zu einem Substanzkonsum kommt (Witkiewitz et al. 2013).

5.2.8 Evidenz für Kontingenzmanagement

Kontingenzmanagement ist eine bewährte klassische verhaltenstherapeutische Strategie, die bei verschiedenen Störungsbildern erfolgreich eingesetzt wird. Auch wenn Aversionstherapien nicht mehr angewandt werden, so zeigten sich dennoch vor einigen Jahrzehnten Erfolge bei der Behandlung von Cannabisabhängigkeit. Im Rahmen einer unkontrollierten Studie mit 22 Cannabiskonsumenten untersuchten Smith et al. (1988) die Effekte von schnellem Rauchen von THC-freiem Cannabis bei gleichzeitigem Verabreichen von Elektroschocks. Die Behandlung war sehr erfolgreich mit einer Einjahresabstinenz von 79 % (Selbstberichte) sowie einer deutlichen Konsumreduktion. Doch auch in diversen aktuellen Reviews und Metaanalysen sind sich die Autoren einig, dass es sich beim Kontingenzmanagement um eine gut untersuchte, evidenzbasierte und zudem kosteneffektive Intervention in der Behandlung der Sucht handelt (z. B. McPherson et al. 2018).

5.2.9 Evidenz für computergestützte psychologische Interventionen (CPI)

Effektstärken erster verfügbarer Daten von CPI liegen in bisherigen Studien zu problematischem Alkoholkonsum auf geringen bis mäßigem Niveau (Petersen 2018). Auch bezüglich des Cannabiskonsums konnten geringe, aber signifikante Effekte von CPI identifiziert werden (Hoch et al. 2016). Für pathologisches Spielen und Internetsucht

5.2 Evidenz des Vergleichs verschiedener Therapieansätze

konnte in einer Metaanalyse von Stein et al. (2017) immerhin ein moderater bis großer Effekt von CPI-Interventionen erzielt werden.

5.2.10 Evidenz für die Behandlung von Sucht und komorbiden psychischen Störungen

Die drei in ▶ Kap. 4.6 genannten Verfahren zur Behandlung von Persönlichkeitsstörungen und Sucht konnten ihre Wirksamkeit in Studien nachweisen (Kensche et al. 2014). Dabei erwies sich keines der drei Verfahren als deutlich den anderen überlegen (Lee et al. 2015b).

Die deutschsprachigen Konzepte für komorbide Schizophrenie und Sucht wurden nicht spezifisch evaluiert. Allerdings wurden sowohl das KomPAkt- als auch das KomPASs-Training im Rahmen eines integrativen stationären und ambulanten Behandlungskonzepts eingesetzt und mittels einer randomisierten prospektiven Studie mit einer Kontrollgruppe verglichen. Die spezifische Behandlung erwies sich hinsichtlich der Konsummengen als kurzfristig (nach 3 Monaten) überlegen, zudem waren die Patienten zufriedener mit der Behandlung und änderungsmotivierter (Gouzoulis-Mayfrank et al. 2015).

6 Klinische, bevölkerungsbezogene und gesundheitspolitische Relevanz

Alkohol wird in Deutschland von etwa 9,5 Mio. Menschen regelmäßig konsumiert. 1,86 Mio. Menschen (2,8 % der erwachsenen Allgemeinbevölkerung) betreiben einen abhängigen Konsum (Kiefer et al. 2018). Diese Gruppe stellt auch die Mehrzahl an Patienten in psychiatrischen Kliniken dar, die aufgrund ihrer Sucht vorstellig werden. Das Einstiegsalter für Alkoholkonsum liegt bei 12 bis 13 Jahren, was aufgrund des noch vulnerablen, d. h. sich im Wachstum befindlichen Gehirns besonders kritisch ist. Das junge Einstiegsalter hat sich in den letzten Jahren verschärft, d. h., der Konsumbeginn verlagert sich allmählich nach vorne, was übrigens auch für andere Drogen gilt. 75 % der 12- bis 17-Jährigen haben Erfahrungen mit Alkoholkonsum und 12 % dieser Altersgruppe konsumieren regelmäßig (Koopmann et al. 2022). Ein positiver Befund ist, dass in den letzten Jahren bei Männern sinkende Konsumwerte zu verzeichnen sind, während Frauen jedoch immer häufiger ein kritisches Rauschtrinken betreiben (Kiefer et al. 2018).

Cannabis ist die häufigste illegale Droge, insbesondere in der Subgruppe jüngerer Konsumenten. Jeder vierte deutsche Erwachsene hat Cannabis mindestens probiert. Entsprechend des Jahresberichts 2017 der Deutschen Beobachtungsstelle für Drogen und Drogensucht (DBDD 2017) ist es in den vergangenen Jahren zu einem leichten Anstieg des Cannabiskonsums gekommen. Die Beobachtungsstelle berichtet eine 12-Monats-Prävalenz für Cannabis von 15,6 % bei Männern und 11 % bei Frauen. Der Konsum beginnt häufig bereits mit 12 Jahren, jeder zehnte 12- bis 17-Jährige hat Erfahrungen damit gesammelt. Bei den 20- bis 30-Jährigen steigt der Anteil an Cannabiserfahrenen auf 40 %. Die Lebenszeitprävalenz für den Konsum beträgt 10–35 %, wobei etwa 10 % der Cannabiskonsumenten im Laufe ihrer Konsumhistorie zu irgendeinem Zeitpunkt abhängig sind (Murray et al. 2007). Die Lebenszeitprävalenz für Cannabisabhängigkeit liegt bei 1–6 %. Innerhalb der abhängigen Konsumenten finden sich doppelt so viele männliche wie weibliche Personen, was jedoch wenig substanzspezifisch ist. Ein früher Konsumbeginn in der Adoleszenz ist ferner mit erhöhtem Risiko für Folgestörungen assoziiert, da Cannabinoide in die natürliche Hirnentwicklung eingreifen. Als Folgeprobleme werden irreversible neurokognitive Defizite und ein erhöhtes Psychoserisiko diskutiert (Lubman et al. 2015).

Mit dem Aufkommen der Elektronikszene zu Beginn der 1990er Jahre wurden die sog. Partydrogen beliebt, insbesondere Amphetamine, Ecstasy und Kokain. Die DBDD (2017) berichtet für Deutschland, dass innerhalb der letzten 12 Monate vor der Befragung Amphetamine die am häufigsten konsumierten Stimulanzien waren. 1,9 % der Männer und ebenso viele Frauen berichteten einen entsprechenden Konsum. Bei Kokain und MDMA (Ecstasy) lagen die Konsumraten für die letzten 12 Monate bei 1,3 %. Der MDMA-Konsum ist insgesamt auch angestiegen, was die DBDD mit einer deutlich angestiegenen Reinheit der Substanz erklärt. Die aktive Konsumphase dauert typischerweise bis zum 30. Lebensjahr an, wobei es durchaus eine nicht unerhebliche Anzahl (vermutlich hohe Dunkelziffer) an Menschen gibt, die bis ins hohe Alter weiter konsumieren, auch wenn in geringerem Ausmaß. Innerhalb der Partyszene ist der Anteil an Konsumenten von Amphetamin und Ecstasy fünf- bis zehnmal höher als in der Allgemeinbevölkerung. Junge Erwachsene konsumieren durchschnittlich doppelt bis dreifach so viele Partydrogen wie der Durchschnitt der Erwachsenen. Konservativ hochgerechnet verfügt etwa jeder 10. Adoleszente über entsprechende Drogenerfahrungen. Das Abhängigkeitspotenzial von Amphetaminen wird als mittelstark bezeichnet, Kokain weist ein hohes Suchtpotenzial auf. Im Unterschied dazu ist das Risiko für süchtigen Konsum bei Ecstasy als gering angegeben. Dennoch betreibt etwa jeder 10.

Ecstasykonsument einen mindestens missbräuchlichen Konsum, mit teilweise täglicher Einnahmehäufigkeit (Überblick in Gouzoulis-Mayfrank 2013). Viele Betroffene innerhalb der Alkohol- und Drogenkonsumenten sind übrigens keine »reinen« Konsumenten«, die nur eine Substanz präferieren. Es gibt mittlerweile eine deutliche Tendenz zum Mischkonsum und zur Polytoxikomanie (Scherbaum und Havemann-Reinecke 2022). So waren in einer schweizerischen Studie mehr als die Hälfte aller Patienten, die zum qualifizierten Entzug in einer Klinik waren, sogenannte Mehrfachabhängige, d.h. politoxikomane Patienten. Von mindestens ebenso hoher Relevanz ist aber der polyvalente Suchtmittelkonsum, der nicht zwangsläufig die Kriterien der Polytoxikomanie im Sinne einer Abhängigkeitserkrankung erfüllt. Diese Konsumform ist häufig in der Partyszene zu beobachten, indem Cannabis, Amphetamine, Kokain, Halluzinogene und Ecstasy nacheinander oder kombiniert konsumiert werden. Dabei lassen sich zum einen Wirkungen verstärken, aber auch abschwächen, je nachdem, wie kombiniert wird. Gefährlich sind dabei die für Konsumenten schwer vorauszusehenden physiologischen Interaktionseffekte (ebd.). Bei Thorsten in der Fallvignette (▶ Kap. 2) war dies ebenfalls zu beobachten, d.h. ein polivalenter Drogenkonsum auf Partys. Hier zeigte sich jedoch, dass diese Konsumform schnell in eine Abhängigkeit einmündet, indem der Konsum irgendwann täglich stattfand. Insbesondere die Kombination aus Amphetaminen oder Kokain zum Zweck der Stimulation und am Abend Cannabis zur Beruhigung und zum Schlafen ist recht typisch und weitverbreitet.

Innerhalb der großen Gruppe von Verhaltensweisen, die mitunter exzessiv betrieben werden, kristallisieren sich zwei Arten heraus, die das Potenzial besitzen, als süchtig motiviert betrachtet zu werden: Glücksspielsucht sowie Computerspiel- und Internetabhängigkeit. Neben den typischen Mechanismen der Sucht gibt es gemeinsame ätiologisch relevante genetische und neurophysiologische Parameter.

Über 70 % der deutschen Erwachsenen haben Erfahrung mit Glücksspiel. Das Suchtrisiko variiert dabei je nach Art des Spiels, mit dem geringsten Risiko von 0,1 % bei Lotto und dem höchsten Risiko von 7 % bei Glücksspielautomaten sowie Internetkartenspielen. Das Bevölkerungsrisiko für pathologisches Glücksspiel wird mit 0,2 % angegeben (Überblick in Wölfling et al. 2022). Eine Studie aus Deutschland zeigt überdies, dass bereits Jugendliche pathologische Spielweisen zeigen, allerdings etwas weniger häufig als erwachsene Spieler.

Anders ist das bei der Computerspiel- und Internetsucht. Hier sind es vor allem junge Konsumenten, die süchtig werden, was jedoch nicht die Interpretation zulässt, dass junge Menschen ihren Computergebrauch nicht im Griff haben. Vielmehr korrespondiert die Suchtgefahr mit der grundsätzlich wesentlich intensiveren Nutzung des Mediums bei jüngeren Menschen. Ein besonderes Problem der Computerspiel- und Internetsucht ist im Unterschied zu substanzgebundenen Süchten und auch zum Glücksspiel (zumindest den Spielen mit monetären Anreizen, die entsprechend finanzielle Kosten erzeugen), dass die Medien kostenfrei rund um die Uhr verfügbar sind. Alleine die fehlende finanzielle Barriere bahnt exzessivem Verhalten viele Wege, die lediglich durch zeitliche Verpflichtungen im sonstigen Alltag »gestört« werden. Aus asiatischen Ländern wird sogar berichtet, dass Süchtige sich »Bedienstete anstellen«, die Computerspiele für sie fortführen, während sie anderweitigen Verpflichtungen nachgehen müssen. Und in Deutschland werden aus Zeitgründen resultierende Probleme mit Schule und Ausbildung deutlich, was sich dadurch begründet, dass süchtige Internetnutzer durchschnittlich 7–8 Stunden täglich mit dem Medium verbringen. Hinsichtlich der Häufigkeit eines problematischen Medienverhaltens ergab eine große Studie mit 14.000 Neuntklässlern eine Prävalenz von 10 % für exzessive Internetnutzung (ca. 5 Stunden pro Tag). 1,5 % erfüllten die Kriterien einer Abhängigkeit und 3,5 % waren suchtgefährdet. Besonders prädestiniert für abhängige Nutzung des Mediums waren dabei Online-Rollenspiele (Überblick in Müller et al. 2022). Ansonsten wird die Prävalenz innerhalb der Allgemeinbevölkerung mit 1 % für süchtige Computerspiel- und Internetnutzung ähnlich hoch angegeben wie die beim Glücksspiel. Bei jungen Erwachsenen wird die Prävalenz mit 2,5 % beziffert (Rumpf et al. 2011).

7 Abschlussbemerkungen

Die Behandlung von Abhängigkeitserkrankungen gilt als sehr schwierig. Die Rückfallrate ist hoch, was durch Spezifika der Sucht erklärbar ist. Sucht ist wie kaum eine andere psychische Störung mit positiven Emotionen verbunden bzw. mit der Erinnerung an ehemals positive Emotionen, die im Rauscherleben aufgetreten sind. Diese Erinnerungen verbleiben relativ löschungsresistent im Belohnungssystem gespeichert bzw. werden über ein neurophysiologisches Netzwerk vermittelt, welches das Belohnungssystem integriert und als Suchtgedächtnis bezeichnet wird. Dazu kommt, dass problematische psychologische Prozesse existieren, wie geringes Selbstwirksamkeitserleben, impulsive Temperamentsmerkmale, soziale Lebenswelten, die um den Substanzkonsum herum organisiert sind. Alles in allem befinden sich Suchtpatienten innerhalb einer komplexen Dynamik aus konsumfördernden Parametern.

Daher ist es nur verständlich, dass im Rahmen einer erfolgreichen Behandlung einige Rückfälle vorkommen. Therapeuten sollten, genauso wie betroffene Patienten selbst, akzeptierend damit umgehen. Das ist vermutlich der Grund dafür, warum die modernen achtsamkeits- und akzeptanzbasierten Interventionen relativ erfolgreich zu sein scheinen. In modernen verhaltenstherapeutischen Suchtprogrammen sollten jedenfalls achtsamkeitsbasierte Strategien nicht fehlen.

Betrachtet man Rückfälle nicht als Versagen, sondern als Teil der Erkrankung auf dem Weg zur Genesung, dann können die scheinbar erfolglosen Behandlungsversuche als relevanter Vorlauf betrachtet werden, der letztendlich aber zum Ziel führt.

So war es letztendlich auch bei Thorsten in der Fallvignette (▶ Kap. 2). Nach einigen Rückfällen war es dann so weit, dass Thorsten die nötige Energie aufwenden konnte, um der Sucht zu widerstehen. Dazu brauchte er jedoch die Hilfe eines Therapeuten. Und seine Ge-

7 Abschlussbemerkungen

schichte hätte sicherlich nicht so positiv geendet, wenn der Therapeut aufgrund von Thorstens vorigen Rückfällen hoffnungslos und resigniert gewesen wäre.

Literatur

Aharonovich E, Brooks AC, Nunes EV, Hasin DS (2008) Cognitive deficits in marijuana users: Effects on motivational enhancement therapy plus cognitive behavioral therapy treatment outcome. Drug Alcohol Depend 95(3): 279–283.

Alemany S, Arias B, Fatjo-Vilas M, Villa H, Moya J, Ibanez MI et al. (2014) Psychosis-inducing effects of cannabis are related to both childhood abuse and COMT genotypes. Acta Psychiatr Scand 129(1): 54–62.

Allen J, Fonagy P, Bateman A (2011) Mentalisieren in der psychotherapeutischen Praxis. Stuttgart: Klett-Cotta.

Antons K (1977) Die Therapie des Kurhauses Ringgenhof. In: Antons K, Schulz W (Hrsg.) Normales Trinken und Suchtentwicklung. Theorie und empirische Ergebnisse interdisziplinärer Forschung zum sozialintegrierten Alkoholkonsum und süchtigem Alkoholismus. Bd. 2. Göttingen: Hogrefe. S. 143–179.

Arseneault L, Cannon M, Poulton R et al. (2002) Cannabis use in adolescence and risk for adult psychosis: Longitudinal prospective study. BMG 325: 1212–1213.

Asay T, Lambert M (2001) Empirische Argumente für die allen Therapien gemeinsamen Wirkfaktoren: Quantitative Ergebnisse. In: Hubble M, Duncan B, Miller S (Hrsg.) So wirkt Psychotherapie. Empirische Ergebnisse und praktische Folgerungen. Dortmund: Modernes lernen. S. 41–82.

Aßfalg R (2003) Von der Bekämpfung des Lasters zur Behandlung des Kranken – 100 Jahre Arbeit mit Suchtkranken. Landsberg: Ecomed.

Baardseth TP, Goldberg SB, Pace BT, Wislocki AP, Frost ND, Siddiqui JR, Lindemann AM, Kivlighan DM 3rd, Laska KM, Del Re AC, Minami T, Wampold BE (2013) Cognitive-behavioral therapy versus other therapies: redux. Clin Psychol Rev 33(3): 395–405.

Babor TF, Higgins-Biddle JC, Saundlers JB, Monteiro MH (2001) AUDIT. The Alcohol Use Disorders Identification Test. 2nd ed. WHO: Department of Mental Health and Substance Dependence.

Ball SA (1998) Manualized treatment for substance abusers with personality disorders: dual focus schema therapy. Addict Behav 23(6): 883–891.

Bastine R (2012) Komorbidität. In: Fiedler P (Hrsg.) Die Zukunft der Psychotherapie. Heidelberg: Springer. S. 13–26.

Beck AT, Wright FD, Newman CF, Liese BS (1993) Cognitive Therapy of Substance Abuse. New York: Guilford Press.

Literatur

Beck AT, Wright FD, Newman CF, Liese BS (1997) Kognitive Therapie der Sucht. Weinheim: Beltz.

Benelli E, Carrato V, Martelossi S, Ronfani L, Not T, Ventura A (2016) Coeliac disease in the ERA of the new ESPGHAN and BSPGHAN guidelines: a prospective cohort study. Archives of disease in childhood 101(2): 172–176.

Berg IK, Miller SD (2018) Kurzzeittherapie bei Alkoholproblemen – ein lösungsorientierter Ansatz. 8. Aufl. Heidelberg: Carl-Auer.

Berger C (2017) Stigmatisierung trotz guter Absicht. Zum Umgang mit einem konstitutiven Dilemma. Verhaltenstherapie & psychosoziale Praxis 49(2): 335–344.

Berking M (2003) Therapieziele in der psychosomatischen Rehabilitation. Dissertation an der Georg-August-Universität Göttingen.

Berking M, Znoj HJ (2007) Neuropsychotherapie – theoretische und praktische Implikationen eines »gewagten Konstruktes«. Verhaltenstherapie und psychosoziale Praxis 39(2): 351–360.

Bien TH, Miller WR, Tonigan JS (1993) Brief interventions for alcohol problems: a review. Addiction 88(3): 315–335.

Bischof G (2022) Community Reinforcement and Family Training (CRAFT). In: Batra A, Bilke-Hentsch O (Hrsg.) Praxisbuch Sucht. Therapie der stoffgebundenen und Verhaltenssüchte im Jugend- und Erwachsenenalter. 3. Aufl. Stuttgart: Thieme. S. 122–125.

Blanchard JJ, Squires D, Henry T, Horan WP, Bogenschutz M, Lauriello J et al. (1999) Examining an affect regulation model of substance abuse in schizophrenia. The role of traits and coping. J Nerv Ment Dis 187: 72–79.

Bleuler E (1979) Lehrbuch der Psychiatrie. 14. Aufl. Berlin: Springer.

Block I, Loeber S (2018) Evidence-based psychotherapy of addictive disorder. Nervenarzt 89(3): 283–289.

Bohus M, Buchheim P, Doering S, Herpertz S, Kapfhammer H-P, Linden M, et al. (2009) S2-Praxisleitlinien in Psychiatrie und Psychotherapie. Band 1 Behandlungsleitlinie Persönlichkeitsstörungen (Federführung S. C. Herpertz). Darmstadt: Steinkopff.

Böning J (2001) Neurobiology of addiction memory. J Neur Transmission 108: 755–765.

Bowlby J (1975) Bindung. Eine Analyse der Mutter-Kind-Beziehung. München: Kindler.

Brockmann J, Kirsch H (2015) Mentalisieren in der Psychotherapie. Psychotherapeutenjournal 1(14): 13–22.

Brown AN, Feng J (2017) Drug Addiction and DNA Modifications. Adv Exp Med Biol 978: 105–125.

Budney AJ, Vandrey RG, Hughes JR, Thostenson JD, Bursac Z (2008) Comparison of cannabis and tobacco withdrawal: Severity and contribution to relapse. J subst abuse treat 35(4): 362–368.

Bühringer G, Klein M, Reimer J, Reymann G, Thomasius R, Petersen KU (2015) S3-Leitlinie Screening, Diagnose und Behandlung alkoholbezogener Störungen. Berlin, Heidelberg: Springer.

Burrows T, Kay-Lambkin F, Pursey K, Skinner J, Dayas C (2018) Food addiction and associations with mental health symptoms: a systematic review with meta-analysis. J Hum Nutr Diet. doi: 10.1111/jhn.12532. [Epub ahead of print].

Chen X, Wang D, Zhou L, Winkler M, Pauli P, Sui N, Li Y (2018) Mindfulness-based relapse prevention combined with virtual reality cue exposure for methamphetamine addiction: Study protocol for a randomized controlled trial. Contemp Clin Trials 70: 99–105.

Cloninger CR (1987) Neurogenetic adaptive mechanisms in alcoholism. Science 236: 410–416.

Conklin CA, Tiffany ST (2002) Applying extinction research and theory to cue-exposure addiction treatments. Addiction 97(2): 155–167.

D'Amelio R, Klein T, Behrendt B, Falkai P, Oest M (2005) GOAL – Gesund Ohne Abhängigkeit Leben. Ein Therapieprogramm für Patienten mit einer Psychose aus dem schizophrenen Formenkreis und Drogenabusus. In: Behrendt B, Schaub A (Hrsg.) Psychoedukation und Selbstmanagement. Verhaltenstherapeutische Ansätze zur Krankheitsbewältigung für die klinische Praxis. Tübingen: DGVT Verlag. S. 79–110.

Dauber H, Specht S, Künzel J, Braun B (2016) Suchthilfe in Deutschland 2015. Jahresbericht der deutschen Suchthilfestatistik (DSHS). München: IFT Institut für Therapieforschung.

DeRubeis RJ, Brotman MA, Gibbons CJ (2005) Conceptual and methodological analysis of the nonspecific argument. Clinical Psychology: Science and Practice 12(2): 174–183.

DeShazer S (2006) Der Dreh. Überraschende Wendungen und Lösungen in der Kurzzeittherapie. Heidelberg: Carl-Auer.

Dirks H, Scherbaum N, Kis B, Mette C (2017) ADHD in adults in comorbid substance use disorder: Prevalence, Clinical diagnostics and integrated therapy. Fortschr Neurol Psychiatr 85(6): 336–344.

DBDD Deutsche Beobachtungsstelle für Drogen und Drogensucht (2017) Deutscher Drogenbericht 2017.

EBDD Europäische Beobachtungsstelle für Drogen und Drogensucht (2017) Europäischer Drogenbericht – Trends und Entwicklungen 2017.

Literatur

Elwyn G, Frosch D, Thomson R, Joseph-Williams N, Lloyd A, Kinnersley P, Edwards A (2012) Shared decision making: a model for clinical practice. Journal of general internal medicine 27(10): 1361–1367.

Ettrich KU (2004) Erkenntnisse und Methoden der Bindungsforschung. In: Ettrich KU (Hrsg.) Bindungsentwicklung und Bindungsstörung. Stuttgart: Thieme. S. 3–18.

Eysenck HJ (1952) The Effects of Psychotherapy: An Evaluation. Journal of Consulting Psychology 16: 319–324.

Falkai P, Wittchen H-U (Hrsg.) (2018) Diagnostisches und Statistisches Manual Psychischer Störungen – DSM-5 (Deutsche Ausgabe). 2., korrigierte Aufl. Göttingen: Hogrefe.

Feuerlein W (1975) Alkoholismus – Missbrauch und Abhängigkeit. Eine Einführung für Ärzte, Psychologen und Sozialpädagogen. Stuttgart: Thieme.

Fiedler P (2016) Psychotherapie im Wandel: Ein kritischer Blick zurück in die Zukunft. Verhaltenstherapie und psychosoziale Praxis 48(2): 307–315.

Fiedler P, Pietrowsky R (2017) Zwei Themenhefte über die therapeutische Beziehung. Editorial 1. Verhaltenstherapie & Verhaltensmedizin 38(4): 321–323.

Frischknecht U (2017) Werden Menschen mit Suchterkrankungen in der ambulanten Psychotherapie stigmatisiert? VPP 49(2): 325–334.

Gemeinsamer Bundesausschuss GBA (2009) Psychotherapierichtlinie. Veröffentlicht im Bundesanzeiger.

Gouzoulis-Mayfrank E (2013) Partydrogen. PSYCHup2date 7: 73–88.

Gouzoulis-Mayfrank E (2007) Komorbidität, Psychose und Sucht. Grundlagen und Praxis. Darmstadt: Steinkopff.

Gouzoulis-Mayfrank E, König S, Koebke S, Schnell T, Schmitz-Buhl M, Daumann J (2015) Trans-sector integrated treatment in psychoses and addiction. Dtsch Arztebl Int 112: 683–691.

Grawe K (1998) Psychologische Therapie. Göttingen: Hogrefe.

Grawe K (2004) Neuropsychotherapie. Göttingen: Hogrefe.

Grüsser SM, Albrecht U (2007) Rien ne va plus. Wenn Glücksspiel Leiden schafft. Bern: Huber.

Grüsser SM, Mörsen CP, Wölfling K, Flor H (2007) The relationship of Stress, Coping, Effect Expectancies and Craving. Eur Addict Res 13: 31–38.

Gunderson JG, Stout RL, McGlashan TH, Shea MT, Morey LC, Zanarini MC, Yen S, Markowitz JC, Sanislow C, Ansell E, Pinto A, Skodol AE (2011) Ten-year course of borderline personality disorder: psychopathology and function from the Collaborative Longitudinal Personality Disorders Study. Arch Gen Psychiatry 68(8): 827–837.

Haisch J (2002) Motivierung von Patienten. In: Schwarzer R, Jerusalem M, Weber H (Hrsg.) Gesundheitspsychologie von A-Z. Göttingen: Hogrefe. S. 370–373.

Hancock DB, Markunas CA, Bierut LJ, Johnson EO (2018) Human Genetics of Addiction: New Insights and Future Directions. Curr Psychiatry Rep 20(2): 8.

Hand I (2004) Negative und positive Verstärkung bei pathologischem Glücksspiele: Ihre mögliche Bedeutung für die Theorie und Therapie von Zwangsspektrumsstörungen. Verhaltenstherapie 14: 133–144.

Hautzinger M, Eckert J (2007) Wirkfaktoren und allgemeine Merkmale der Psychotherapie. In: Reimer C, Eckert J, Hautzinger M, Wilke E (Hrsg.) Psychotherapie. Ein Lehrbuch für Ärzte und Psychologen. Heidelberg: Springer. S. 17–31.

Heidenreich T, Michalak J (2014) Metaphern in der kognitiven Verhaltenstherapie. Verhaltenstherapie und psychosoziale Praxis 46(4): 915–921.

Heinz A, Löber S, Georgi A, Wrase J, Hermann D, Rey Eibe-R, Wellek S, Mann K (2003) Reward craving and withdrawal relief craving: assessment of differentia motivational pathways to alcohol intake. Alcohol and alcoholism 38 (1): 35–39.

Hiemstra M, Nelemans SA, Branje S, van Eijk KR, Hottenga JJ, Vinkers CH, … Boks MP (2018) Genetic vulnerability to schizophrenia is associated with cannabis use patterns during adolescence. Drug and alcohol dependence 190: 143–150.

Hinsch R, Pfingsten U (2015) Gruppentraining sozialer Kompetenzen. 5. Aufl. Weinheim: Beltz.

Hoch E, Zimmermann P, Henker J, Rohrbacher H, Noack R, Bühringe G, Wittchen H-U (2011) Modulare Therapie von Cannabisstörungen. Das CANDIS-Programm. Göttingen: Hogrefe.

Hoch E, Preuss UW, Ferri M, Simon R (2016) Digital Interventions for Problematic Cannabis Users in Non-Clinical Settings: Findings from a Systematic Review and Meta-Analysis. Eur Addict Res 22(5): 233–242.

Hodgson R (2001) State-dependent learning for alcohol-dependent people. Addiction 96: 1097–1098.

Holzbach R (2006) Der Benzodiazepinentzug und dessen Behandlung. Suchttherapie 7(3): 97–106.

Horberg MA, Hurley LB, Silverberg MJ, Klein DB, Quesenberry CP, Mugavero MJ (2013) Missed office visits and risk of mortality among HIV-infected subjects in a large healthcare system in the United States. AIDS patient care and STDs 27(8): 442–449.

Hoyer J, Heinig I (2015) Wie sind Angststörungen verhaltenstherapeutisch zu behandeln? Neue Entwicklungen. Psychotherapie im Dialog 16(02): 16–21.

Joosten EA, DeFuentes-Merillas L, De Weert GH, Sensky T, Van Der Staak CPF, de Jong CA (2008) Systematic review of the effects of shared decision-making on patient satisfaction, treatment adherence and health status. Psychotherapy and psychosomatics 77(4): 219–226.

Kanfer FH, Reinecker H, Schmelzer D (1996) Selbstmanagement-Therapie. Ein Lehrbuch für die klinische Praxis. 2. Aufl. Berlin: Springer.

Karidi MV, Stefanis CN, Theleritis C, Tzedaki M, Rabavilas AD, Stefanis NC (2010) Perceived social stigma, self-concept, and self-stigmatization of patient with schizophrenia. Comprehensive Psychiatry 51(1): 19–30.

Kensche M, Bromand Z, Kienast T (2014) Evidenzbasierte Psychotherapie bei Patienten mit Substanzabhängigkeit und psychischer Komorbidität. PSYCHup2date 8: 9–21.

Kiefer F, Schuster R, Müller CA, Mann K, Heinz A (2018) Alkoholabhängigkeit. In: Voderholzer U, Hohagen F (Hrsg.) Therapie psychischer Erkrankungen. München: Elsevier. S. 35–50.

Kienast T, Stoffers J, Bermpohl F, Lieb K (2014) Borderline-Persönlichkeitsstörung und komorbide Abhängigkeitserkrankungen. Epidemiologie und Therapie. Dtsch Ärztebl Int 111(16): 280–286.

Kiluk BD, Carroll KM (2013) New developments in behavioral treatments for substance use disorders. Curr Psychiatry Rep 15(12): 420.

Knuf A (2010) Das »Prinzip Annahme«. PPH 16(05): 241–247.

Köhler T (2020) Medizin für Psychologen und Psychotherapeuten. 4. Aufl. Stuttgart: Schattauer.

Körkel J, Schindler C (2003) Rückfallprävention mit Alkoholabhängigen. Das strukturierte Trainingsprogramm S.T.A.R. Heidelberg: Springer.

Koopmann A, Diestelkamp S, Thomasius R, Kiefer F, frühere Bearbeitung: Mann K, Grasshans M (2022) Alkohol. In: Batra A, Bilke-Hentsch O (Hrsg.) Praxisbuch Sucht. Therapie der stoffgebundenen und Verhaltenssüchte im Jugend- und Erwachsenenalter. 3. Aufl. Stuttgart: Thieme. S. 126–152.

Küfner H, Pfeiffer-Gerschel T, Hoch E (2020) Störungen durch den Konsum illegaler Substanzen (Drogenkonsumstörungen). In: Hoyer J, Knappe S (Hrsg.) Klinische Psychologie & Psychotherapie. Heidelberg: Springer. S. 865–891.

Lammers C-H (2018) Emotionsbezogene Psychotherapie: Grundlagen, Strategien und Techniken. 1. Nachdruck 2018 der 2. vollständig überarbeiteten und erweiterten Auflage 2011. Stuttgart: Schattauer.

Latalova K, Ociskova M, Prasko J, Kamaradova D, Jelenova D, Sedlackova Z (2013) Self-stigmatization in patients with bipolar disorder. Neuroendocrinol Lett 34(4): 265–272.

Lee EB, An W, Levin ME, Twohig MP (2015a) An initial meta-analysis of Acceptance and Commitment Therapy for treating substance use disorders. Drug Alcohol Depend 155: 1–7.

Lee NK, Cameron J, Jenner L (2015b) A systematic review of interventions for co-occurring substance use and borderline personality disorders. Drug Alcohol Rev 34(6): 663–672.

Li L, Zhu S, Tse N, Tse S, Wong P (2016) Effectiveness of motivational interviewing to reduce illicit drug use in adolescents: a systematic review and meta-analysis. Addiction 111(5): 795–805.

Lindenmeyer J (2004) Stationäre Verhaltenstherapie bei Alkoholabhängigkeit – Konzepte und Therapieergebnisse. Psychotherapie 9(1): 74–83.

Lindenmeyer J (2022) Cue-Exposure. In: Batra A, Bilke-Hentsch O (Hrsg.) Praxisbuch Sucht. Therapie der stoffgebundenen und Verhaltenssüchte im Jugend- und Erwachsenenalter. 3. Aufl. Stuttgart: Thieme. S. 82–86.

Linehan M (1996) Dialektisch-Behaviorale Therapie der Borderline-Störungen. München: CIP Medien.

Litt MD, Kadden RM, Kabela-Cormier E, Petry NM (2008) Coping Skills Training and Contingency Management Treatments for Marijuana Dependence: Exploring Mechanisms of Behavior Change. Addiction 103(4): 638–648.

Löber S, Stiegler A, Batra A (2016) Alkohol- und Nikotinabhängigkeit. In: Herpertz S, Caspar F, Lieb K (Hrsg.) Psychotherapie: Funktions- und störungsorientiertes Vorgehen. München: Elsevier. S. 413–437.

Lubman DI, Cheetham A, Yücel M (2015) Cannabis and adolescent brain development. Pharmacol Ther 148: 1–16.

Lüdecke C, Luedecke D, Scarpinate-Hirt F (2015) DBT in der Suchtbehandlung: Das Göttinger Modell. Suchttherapie 16: 75–81.

Lundahl BW, Kunz C, Brownell C, Tollefson D, Burke BL (2010) A meta-analysis of motivational interviewing: twenty-five years of empirical studies. Res Soc Work Pract 20(2): 137–160.

Maffei C, Görges F, Kissling W, Schreiber W, Rummel-Kluge C (2015) Using films as a psychoeducation tool for patients with schizophrenia: a pilot study using a quasi-experimental pre-post design. BMC Psychiatry 15: 93.

Mann K, Brück R (2006) Alkoholismusspezifische Psychotherapie. Köln: Deutscher Ärzteverlag.

Mann K, Loeber S (2008) Psychotherapie bei Alkoholismus. In: Herpertz S, Caspar F, Mundt Ch (Hrsg.) Störungsorientierte Psychotherapie. München: Urban & Fischer. S. 501–522.

Manzanares J, Cabañero D, Puent, N, García-Gutiérrez MS, Grandes P, Maldonado R (2018) Role of the endocannabinoid system in drug addiction. Biochemical pharmacology 157: 108–121.

McLellan A, Luborsky L, O'Brien C, Woody G (1980) An improved diagnostic instrument for substance abuse patients: The addiction severity index. Journal of Nervous and Mental Diseases 168: 26–33.

McPherson SM, Burduli E, Smith CL, Herron J, Oluwoye O, Hirchak K, Orr MF, McDonell MG, Roll JM (2018) A review of contingency management for the treatment of substance-use disorders: adaptation for underserved populations, use of experimental technologies, and personalized optimization strategies. Subst Abuse Rehabil 9: 43–57.

Meier MH, Caspi A, Ambler A, Harrington H, Houts R, Keefe RS, McDonald K, Ward A, Poulton R, Moffitt TE (2012) Persistent cannabis users show neuropsychological decline from childhood to midlife. Proc Natl Acad Sci USA 190(40): E2657–2664.

Mellentin AI, Skøt L, Nielsen B, Schippers GM, Nielsen AS, Stenager E, Juhl C (2017) Cue exposure therapy for the treatment of alcohol use disorders: A meta-analytic review. Clin Psychol Rev 57: 195–207.

Meyers RJ, Smith JE (2007) CRA-Manual zur Behandlung von Alkoholabhängigkeit: Erfolgreicher behandeln durch positive Verstärkung im sozialen Bereich. Bonn: Psychiatrieverlag.

Meyers RJ, Miller WR, Hill DE, Tonigan JS (1998) Community reinforcement and family training (CRAFT): Engaging unmotivated drug users in treatment. Journal of Substance Abuse 10(3): 291–308.

Miller WR, Rollnick S (1991) Motivational Interviewing: Preparing People to Change Addictive Behavior. New York: Guilford Press.

Miller WR, Rollnick S (2002) Motivational Interviewing: Preparing People for Change. 2nd ed. New York: Guilford Press.

Miller WR, Tonigan JS (1996) Assessing drinker's motivation for change: The stages of change readiness and treatment eagerness scale (SOCRATES). Psych Addict Behav 10(2): 81–89.

Miller WR, Rollnick S (2012) Motivational Interviewing, Helping People Change. 3rd ed. New York: Guilford Press.

Miller WR, Rollnick S (2015) Motivierende Gesprächsführung: Motivational Interviewing. Freiburg: Lambertus.

Monti PM, Rohsenow DJ, Rubonis AV, Niaura RS, Sirota AD, Colby SM, Abrams DB (1993) Alcohol cue-reactivity: effects of detoxification and extended exposure. J Studies Alcohol 54: 235–249.

Morakinyo O (1983) Aversion therapy of cannabis dependence in Nigeria. Drug and Alcohol Dependence 12(3): 287–293.

Müller A (2021) Stoffungebundene Suchterkrankungen: Verhaltenssüchte. In: Rief W, Schramm E, Strauß B (Hrsg.) Psychotherapie – Ein kompetenzorientiertes Lehrbuch. München: Elsevier Deutschland. S. 227–233.

Müller KW, Wölfling K, Bilke-Hentsch O, Petersen KU (2022) Störung durch Computerspielen und Internetnutzungsstörungen. In: Batra A, Bilke-Hentsch O (Hrsg.) Praxisbuch Sucht. Therapie der stoffgebundenen und Verhaltenssüchte im Jugend- und Erwachsenenalter. 3. Aufl. Stuttgart: Thieme. S. 298–323.

Murray RM, Morrison PD, Henquet C, Di Forti M (2007) Cannabis, the mind and society: the hash realities. Nat Rev Neurosci 8(11): 885–895.

Najavits LM (2009) Posttraumatische Belastungsstörung und Substanzmissbrauch: Das Therapieprogramm »Sicherheit finden«. Göttingen: Hogrefe.

Nakovics H, Diehl A, Geiselhart H, Mann K (2009) Development and Validation of an Overall Instrument to Measure Craving Across Multiple Substances: The Mannheimer Craving Scale (MaCS). Psych Praxis 36(2): 72–78.

Nestmann F, Kupfer A, Weinhold K (2014) Extratherapeutische Wirkfaktoren. Verhaltenstherapie und psychosoziale Praxis 46(2): 305–313.

Norcross JC (1995) Dispelling the Dodo Bird Verdict and the exclusivity myth in psychotherapy. Psychotherapy 32: 500–504.

Nutt DJ, Liungford-Hughes A, Erritzoe D, Strokes PRA (2015) The dopamine theory of addiction: 40 years of highs and lows. Nature Reviews. Neuroscience 16(5): 305–312.

Omer H, London P (1989) Signal and noise in psychotherapy. The role and control of non-specific factors. British Journal of Psychiatry 155: 239–245.

Petersen KU (2018) E-Health – Computergestützte Interventionen bei Abhängigkeitserkrankungen. PSYCHup2date 12: 111–120.

Pfammatter M, Junghahn UM, Tschacher W (2012) Allgemeine Wirkfaktoren der Psychotherapie: Konzepte, Widersprüche und eine Synthese. Psychotherapie 17(1): 17–31.

Prochaska JO, Di Clemente C (1986) Toward a comprehensive model of change. In: Miller WR, Heather N (Hrsg.) Treating addictive behaviors: Processes of change. New York: Plenumn Press. S. 3–27.

Project MATCH Research Group (1997) Matching alcoholism treatments to client heterogeneity: Project MATCH posttreatment drinking outcomes. J Stud Alc 58(1): 7–29.

Raistrick DS, Bradshaw J, Tober G, Weiner J, Allison J, Healey C (1994) Development of the Leeds Dependence Questionnaire. Addiction 89: 563–572.

Rehbein F, Baier D, Kleinmann M, Mößle T (2015) CSAS Computerspielabhängigkeitsskala: Ein Verfahren zur Erfassung der Internet Gaming Disorder nach DSM-5. Göttingen: Hogrefe.

Rief W, Gaab J (2016) Die dunkle Seite der Intervention – was hat Placebo mit Psychotherapie zu tun? Verhaltenstherapie 26: 6–7.

Ritz-Schulte G, Schmidt P, Kuhl J (2008) Persönlichkeitsorientierte Psychotherapie. Göttingen: Hogrefe.

Rumpf HJ, Meyer C, Kreuzer A, John U (2011) Prävalenz der Internetabhängigkeit (PINTA). Bericht an das Bundesministerium für Gesundheit. Universität Lübeck: Klinik für Psychiatrie und Psychotherapie.

Rush B (1774) An Inquiry into the effect of ardent spirits upon the human body and mind with an account of the means of preventing and of the remedies for curing them. Philadelphia.

Sachse R, Fasbender J, Breil J, Sachse M (2011) Perspektiven Klärungsorientierter Psychotherapie II. Berlin: Pabst.

Scherbaum N, Havemann-Reinecke U, frühere Bearbeitung Thomas E (2022) Polytoxikomanie. In: Batra A, Bilke-Hentsch O (Hrsg.) Praxisbuch Sucht. Therapie der stoffgebundenen und Verhaltenssüchte im Jugend- und Erwachsenenalter. 3. Aufl. Stuttgart: Thieme. S. 215–221.

Schnell T (2014) Moderne kognitive Verhaltenstherapie bei schweren psychischen Störungen. Heidelberg: Springer.

Schnell T (2016) Psychotherapie der Cannabisabhängigkeit. In: Schnell T (Hrsg.) Praxisbuch: Moderne Psychotherapie. Der Guide bei komplexen Störungsbildern. Heidelberg: Springer. S. 73–106.

Schnell T (2017) Das Ende in der Psychotherapie erfolgreich gestalten. Heidelberg: Springer.

Schnell T, Gouzoulis-Mayfrank E (2007) KomPASs-Training. In: Gouzoulis-Mayfrank E (Hrsg.) Komorbidität, Psychose und Sucht. Grundlagen und Praxis. Darmstadt: Steinkopff. S. 105–170.

Schnell T, Weierstall R (2018) Therapeutische Beziehung in der Verhaltenstherapie. In: Fiedler P (Hrsg.) Varianten therapeutischer Beziehung. Lengerich: Pabst. S. 11–32.

Schnell T, Münchenhagen L, Tersudi K, Daumann J, Gouzoulis-Mayfrank E (2011) Entwicklung und Evaluation eines deutschsprachigen Instruments zur Erfassung von Cannabis-Craving (CCS-7). Zeitschrift für Klinische Psychologie und Psychotherapie 40(1): 33–41.

Schnell T, v Katte S, Gast U (2015) Willingness of Psychotherapists in Private Praxis to treat Patients with complex Post-Traumatic-Stress and Dissociative Disorders. Fortschritte der Neurologie und Psychiatrie 83: 1–6.

Schnell T, Kehring A, Moritz S, Morgenroth O (2021) Patients responses to diagnoses of mental disorders: Development and validation of a reliable self-report measure. International Journal of Methods in Psychiatric Research 30(1): e1854.

Schomerus G, Bauch A (2017) Hat sich die Stigmatisierung von Menschen mit psychischen Störungen verändert? VPP 49(2): 297–306.

Schomerus G, Corrigan PW, Klauer T, Kuwert P, Freyberger HJ, Lucht M (2011) Self-stigma in alcohol dependence: consequences for drinking-refusal self-efficacy. Drug & Alcohol Dependence 114(1): 12–17.

Schönwald S (2015) Biographische Determinanten der Disposition zu psychischer Erkrankung: Evaluation des VDS 1-Fragebogens zur Lebens- und Krankheitsgeschichte. München: CIP Medien.

Skinner HA, Allen BA (1982) Alcohol dependence syndrome: Measurement and validation. Journal of Abnormal Psychology 91(3): 199–209.

Smedslund G, Berg RC, Hammerstrøm KT, Steiro A, Leiknes KA, Dahl HM, Karlsen K (2011) Motivational interviewing for substance abuse. Cochrane Database Syst Rev 11(5): CD008063.

Smith JW, Schmeling G, Knowles PL (1988) A marijuana smoking cessation clinical trial utilizing THC-free marijuana, aversion therapy, and self-management counseling. Journal of Substance Abuse Treatment 5(2): 89–98.

Spaeth M, Bleich S, Hillemacher T (2017) Motivierende Gesprächsführung bei Alkoholabhängigkeit. PSYCHup2date 11: 111–127.

Stein J, Röhr S, Luck T, Löbner M, Riedel-Heller SG (2017) Indikationen und Evidenz von international entwickelten Online-Coaches zur Intervention bei psychischen Erkrankungen – ein Meta-Review. Psych Praxis 44(8): 476–478.

Stockwell TR, Hodgson RJ, Edwards G, Taylor C, Rankin H (1979) The Development of a Questionnaire to Measure Severity of Alcohol Dependence. British Journal of Addiction 74: 79–87.

Sudhir PM (2018) Cognitive behavioural interventions in addictive disorders. Indian J Psychiatry 60(4): 479–484.

Tretter F, Werner P (2009) Polytoxikomanie – Grundlagen, Diagnostik und Behandlung. PSYCHup2date 3(4): 225–240.

Unnewehr M, Schaaf B, Friedrichs H (2013) Die Kommunikation optimieren. Dtsch Ärztebl 110: 1672–1676.

Vauth R (2012) Psychotherapie der Schizophrenie. PSYCHup2date 6(6): 345–360.

Vogelsang M, Schuhler P (2016) Psychotherapie der Sucht. Methoden, Komorbidität und klinische Praxis. 3. Aufl. Lengerich: Pabst.

Vogt I (2013) Psychosoziale und psychotherapeutische Interventionen mit Wirkungen, keinen Wirkungen und Risiken am Beispiel der Suchthilfe. Verhaltenstherapie und psychosoziale Praxis 45(4): 905–916.

Volkow ND, Wise RA, Baler R (2017) The dopamine motive system: implications for drug and food addiction. Nat Rev Neurosci 18(12): 741–752.

Wampold BE, Imel ZE (2015) The Great Psychotherapy Debate: The Evidence for What Makes Psychotherapy Work. New York: Routledge.

Willutzki U, Koban C (2004) Enhancing motivation for psychotherapy: The elaboration of positive perspectives (EPOS) to develop patients' goal structure. In: Cox M, Klinger E (Hrsg.) Handbook of motivational counseling. New York: Wiley. S. 337–356.

Witkiewitz K, Lustyk MKB, Bowen S (2013) Retraining the addicted brain: a review of hypothesized neurobiological mechanisms of mindfulness-based relapse prevention. Psychol Addict Behav 27(2): 351–365.

Witkiewitz K, Bowen S, Harrop EN, Douglas H, Enkema M, Sedgwick C (2014) Mindfulness-based treatment to prevent addictive behavior relapse: theoretical models and hypothesized mechanisms of change. Subst Use Misuse 49(5): 513–524.

Wölfling K, Bilke-Hentsch O, Müller KW (2022) Glücksspielsucht. In: Batra A, Bilke-Hentsch O (Hrsg.) Praxisbuch Sucht. Therapie der stoffgebundenen und Verhaltenssüchte im Jugend- und Erwachsenenalter. 3. Aufl. Stuttgart: Thieme. S. 286–297.

Young JE, Klosko JS, Weishaar ME (2008) Schematherapie. Ein praxisorientiertes Handbuch. Paderborn: Junfermann.

Yücel M, Solowij N, Respondek C, Whittle S, Fornito A, Pantelis C, Lubman DI (2008) Regional brain abnormalities associated with long-term heavy cannabis use. Arch Gen Psychiatry 65(6): 694–701.

Zanarini MC, Frankenburg FR, Fitzmaurice G (2013) Defense mechanisms reported by patients with borderline personality disorder and axis II comparison subjects over 16 years of prospective follow-up: description and prediction of recovery. Am J Psychiatry 170(1): 111–120.

Zanarini MC, Frankenburg FR, Reich DB, Fitzmaurice G (2010) The 10-year course of psychosocial functioning among patients with borderline personality disorder and axis II comparison subjects. Acta Psychiatr Scand 122(2): 103–109.

Zentrum für interdisziplinäre Suchtforschung (ZIS) (2008) Leitlinien für Interventionen in der Drogenbehandlung – Kurzfassungen (fact sheets). Hamburg: Universitätsklinik.

Sachwortverzeichnis

A

Absetzschemata 95
Abstinenz 11, 16, 19, 23, 24, 31, 33, 36, 38, 41, 43, 48, 61, 68, 82, 83, 85, 94, 95, 100, 109, 120, 130, 135, 150, 154, 157, 169, 177
Achtsamkeit 19, 65, 104, 105, 126, 127, 129, 130, 133, 134, 140, 169, 177
Affektregulation 34, 44, 81, 167
Affektregulationshypothese 153
Akzeptanz 12, 48, 50, 60, 65, 126, 133, 158, 177
Alienation 129, 140, 141
Allegiance 145
Ambivalenz 12, 20, 51, 57, 62, 68, 69, 72, 75, 76, 83, 85–87, 100, 150
Amphetamine 15, 181, 182
Änderungsmotivation 51, 56, 59, 76, 83, 86, 87, 91, 96, 99, 100, 144, 149, 150, 156, 165, 175, 176
Annäherungsschemata 78, 148, 149
Appetenzverhalten 29
Äquivalenzparadox 142, 173
Attributionsmuster 130

B

Belohnungssystem 22, 25, 31–33, 38, 67, 111, 129, 185
Beziehungsgestaltung 12, 47, 50–52, 60, 61, 150, 170
Bindung 41, 52, 136–139
Bindungsbedürfnis 52, 137

C

Cannabinoide 181
Cannabis 15, 31, 33, 36, 38, 56, 89, 93, 107, 111, 136, 153, 157, 167, 178, 180, 182
Change Talk 88
Computerspielsucht 22
Craving 21, 22, 24, 29–31, 35, 56, 64–66, 68, 80, 100, 101, 106, 109–112, 116, 124, 126–128, 130, 133, 134, 156, 168, 170, 178
Cue-Exposure 13, 33, 85, 106, 109, 110, 112–117, 166, 176

D

Differenzialdiagnostik 21, 23
Dissonanz 86, 91, 116

Sachwortverzeichnis

E

Ecstasy 181, 182
Empowerment 62, 96
Entgiftung 39, 40
Entzug 11, 24, 31, 38, 182
Exposition 13, 33, 110–113, 115, 116, 135

G

Glücksspielsucht 22, 23, 55, 182
Grundbedürfnisse 41, 44, 136–138

H

Habituation 113, 151
Handlungsorientierung 63, 70, 71, 144, 149, 156

I

Imagination 69, 123–125
Impulskontrolle 20, 22, 23
Impulskontrollstörung 21, 38
Inkongruenz 13, 42, 83
Intrusionen 127

K

Kokain 15, 181, 182
Komorbidität 54
Kongruenz 13, 44, 104, 131, 136
Konsistenztheorie 78
Konsummotive 79–81
Kontingenzmanagement 13, 106, 108, 164, 177, 178

Kurzinterventionen 162, 174, 175
Kurztherapie 162

L

Lebensqualität 13, 43, 45, 46, 92, 104, 131, 135, 164

M

Magnet-Resonanz-Tomografie 28
MATCH-Studie 163, 173
MDMA 15, 181
Mentalisieren 146
Metaanalysen 142, 178
Metapher 35, 141, 157, 158, 160
Methamphetamin 67, 155
Motivation 22, 51, 57, 69, 75, 76, 83, 94, 97, 154, 175
Motivational Interviewing 12, 47, 83, 86, 116, 144, 150, 165, 176

N

Notfallkoffer 100, 110

O

Opiatabhängigkeit 33, 52

P

Partizipative Entscheidungsfindung 58
Partydrogen 33, 181
Persönlichkeitsstörung 34, 166
Polytoxikomanie 182

Sachwortverzeichnis

Prävention   165
Problemaktualisierung   116–118, 124, 143, 147
Psychoedukation   12, 45, 50, 58, 63–66, 86, 174

R

Ressourcen   12, 37, 54, 67, 82, 93, 113, 132, 147, 148, 150, 153, 156, 161, 163
Risikofaktoren   27, 130, 133, 167
Rückfall   35, 36, 77, 80, 97, 111, 121, 124, 131, 133, 154, 158, 176
Rückfallprophylaxe   128, 129, 131, 133, 135, 177

S

Schema   22, 25, 44, 109, 114, 119, 135, 159, 170
Selbstbeobachtung   72, 97
Selbststigmatisierung   60
Selbstwerterhöhung   41, 136
Selbstwertgefühl   36, 52
Selbstwirksamkeit   70, 105, 115
Selbstwirksamkeitserleben   17, 71, 96, 98, 114, 185
Selbstwirksamkeitserwartung   62, 68, 78, 85, 88, 115, 116, 121, 130, 143–145, 147, 149
Sensitivierung   33
Serious Games   165
Skillstraining   47, 48, 98, 99, 105, 106, 115, 116, 132, 158, 163, 168, 177

Sokratischer Dialog   120
Spielsucht   23, 55
Stigmatisierung   59, 60, 63
Stimulanzien   16, 181
Stimuluskontrolle   170
Stoffungebundene Sucht   55
Störungsmodell   54, 57
Substitutionsbehandlung   43
Suchtgedächtnis   25, 33, 130, 185

T

Tagebuchkarten   51, 72, 73, 75, 94, 97, 133
Toleranzentwicklung   11, 22, 38, 114
Triggerreize   32, 65, 84, 130, 147

V

Validierung   48
Verhaltensanalyse   79, 109, 111, 118
Verhaltensanalysen   154
Verhaltenssucht   55
Vermeidungsschemata   78, 81, 83, 137
Vulnerabilität   34

W

Wirkfaktoren   13, 61, 71, 75, 78, 115, 118, 124, 142–145, 149, 151, 152, 173